科学出版社

图解上肢骨折
手术操作与技巧

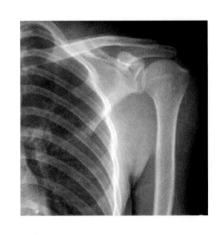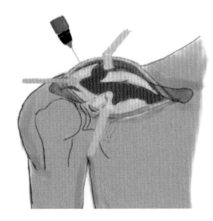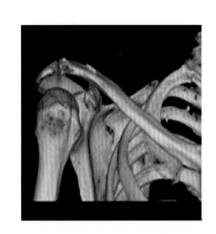

主审　唐佩福

主编　章　莹　夏　虹　尹庆水

科学出版社

北　京

内 容 简 介

本书主要介绍了肩胛骨骨折、锁骨骨折与肩锁关节脱位、肱骨近端骨折、肱骨干骨折、肱骨远端骨折等14种常见类型的上肢骨折手术操作技巧，详细阐述了各类型骨折的解剖学特点、影像学评估与骨折分型、术前计划、手术操作与技巧、常见并发症处理、经典病例分析和专家点评，重点阐述上肢骨折手术的操作方法与技巧要点，并附大量手术图片及示意图加以解析。

全书内容丰富、图文并茂、实用性强，适合各级医院骨科医师、研究生参考阅读，特别对创伤骨科医师而言，是一本难得的参考书和工具书。

图书在版编目（CIP）数据

图解上肢骨折手术操作与技巧 / 章莹，夏虹，尹庆水主编 . — 北京：科学出版社，2022.1
ISBN 978-7-03-071272-1

Ⅰ.①图… Ⅱ.①章…②夏…③尹… Ⅲ.①上肢骨－骨折－外科手术－图解 Ⅳ.①R683.41-64

中国版本图书馆CIP数据核字（2022）第003267号

责任编辑：肖　芳 / 责任校对：张　娟
责任印制：赵　博 / 封面设计：吴朝洪

科学出版社 出版
北京东黄城根北街 16 号
邮政编码：100717
http://www.sciencep.com

北京汇瑞嘉合文化发展有限公司 印刷
科学出版社发行　各地新华书店经销
*

2022 年 1 月第 一 版　开本：889×1194 1/16
2022 年 1 月第一次印刷　印张：12 1/4
字数：338 000
定价：168.00 元
（如有印装质量问题，我社负责调换）

主　审　唐佩福

主　编　章　莹　夏　虹　尹庆水

副主编　王　非　夏远军　李宝丰　吴　优

编著者（按姓氏笔画排序）

王　非　王新宇　尹庆水　李知珗　李宝丰

吴　优　林奕旻　张　宇　张轩轩　陈辉强

赵　力　姜矞恒　郭晓泽　夏　虹　夏远军

黄显华　章　莹　谢会斌

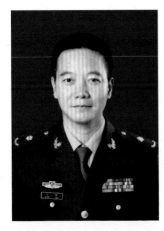

章莹 南部战区总医院骨科创伤病区主任、主任医师、教授、医学博士、博士研究生导师。

现任中华医学会创伤学分会委员、中华医学会创伤学会骨与关节损伤学组委员、中国医师协会骨科分会下肢创伤学组委员、广东省医学会创伤学分会副主任委员、广东省医师协会创伤骨科分会副主任委员、广东省医学会创伤骨科分会常务委员、全军显微外科专业委员会常务委员、全军骨科专业委员会创伤学组副组长，兼任南方医科大学博士研究生导师，广州中医药大学博士研究生导师，AO 及 OTC 中国讲师。

从事骨科临床及科研工作 30 余年，曾于德国雷根斯堡大学创伤骨科中心、瑞士国际内固定中心、意大利国际外固定中心、美国佛罗里达州医院骨科研究所及中国运动医学研究所访问学习。熟练掌握骨科各类伤病的诊断与治疗，尤其擅长于创伤骨科、关节外科、各类运动损伤等疾患的外科治疗，精通各类复杂骨折、骨不连、骨感染、周围神经损伤及膝关节的关节镜微创手术治疗。在体现创伤骨科水平的复杂骨折及骨盆骨折的治疗上达到了国内先进水平。承担省部级课题 5 项、军队后勤课题 2 项；获广东省科学技术进步一等奖 1 项，科学技术进步二等奖 2 项，军队、上海市科技进步二等奖各 1 项，军队三、四等奖多项。主编及主译专著各 1 部。发表 SCI 论文 11 篇（影响因子总分 32.853，单篇最高影响因子 9.381），先后获国家发明专利 5 项、实用新型专利 8 项。2009 年被评为"全军优秀援外工作者"；2013 年入选《中国名医百强榜》中"骨创伤外科 Top10"专家。先后荣立三等功 2 次。

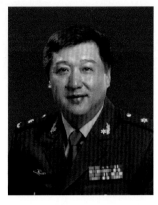

夏虹 南部战区总医院骨科主任、主任医师、教授、医学博士、博士研究生导师。

现任中华医学会骨科分会委员、中国医师协会骨科医师分会委员、全军骨科专业委员会副主任委员、国际 ISASS 会员、广东省医学会骨科学分会候任主任委员和广东省医师协会脊柱外科医师分会名誉主任委员；还担任《中国骨科临床与基础研究杂志》主编，以及《JBJS 中文版》《中国临床解剖学杂志》《解放军医学杂志》《骨科》等杂志编委。作为第二军医大学和南方医科大学博士研究生导师、广州医科大学和广州中医药大学硕士研究生导师，培养博士后 6 人、研究生 47 人（获博士学位 17 人、硕士学位 22 人）。

从事骨科临床工作 30 多年，曾留学于日本德岛大学医学部，并多次赴欧美知名医院骨科及脊柱外科中心交流学习和短期进修。主要从事脊柱疾患的诊治，擅长于上颈椎疾患、颈椎病和腰椎间盘突出等退行性疾患及脊柱畸形、脊柱创伤的外科治疗。先后主持国家自然科学基金、全军重点课题、广东自然科学团队基金、广东省科技计划及广州市科技计划等 18 项基金课题；获军队及广东省成果一等奖各 1 项，中华医学会、军队及广东省成果二等奖 11 项；主编（译）专著 7 部，发表论文 70 篇（其中 SCI 收录 36 篇）；获国家专利 28 项（其中发明专利 3 项）。被评为全军爱军精武标兵、广州军区优秀科技创新人才标兵、岭南名医，享受国务院政府特殊津贴和全军优秀人才奖励津贴。

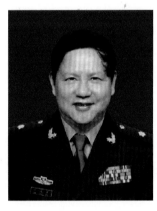

尹庆水 曾任广州军区广州总医院骨科医院院长，现为南部战区总医院骨科医院名誉院长、主任医师、教授、博士研究生导师、技术二级专家。

曾担任国际脊髓学会中国脊髓损伤学会委员、中华医学会骨科分会委员、中国医师学会骨科医师分会委员、全军骨科专业委员会常委、全军脊柱外科学会副主任委员、原广州军区骨科专业委员会主任委员、广东省医学会脊柱外科分会首届主任委员，《中国骨科临床与基础研究杂志》主编，《中国脊柱脊髓杂志》副主编及《BMM》《中华创伤骨科杂志》《解放军医学杂志》《中国临床解剖学杂志》《脊柱外科杂志》《实用医学》等杂志编委。先后培养博士后 4 名，毕业博士研究生 35 名，硕士研究生 28 名。

从事骨科和脊柱外科的基础和临床研究工作近 40 年，先后主持和参与国家自然科学基金、国家 973 项目、全军十一五课题、全军临床高新技术重大课题、广东省自然科学基金团队项目、广东省科技计划项目和医学科研基金 10 余项。开展新项目和新技术 70 多项，自主研发了世界首创的 TARP 系统和 TARP 手术，使上颈椎的治疗水平达到世界领先水平。主编专著 7 部，参编专著 8 部，核心期刊发表论文 60 余篇。获军队和广东省成果一等奖各 1 项；中华医学会、军队及广东省科技进步二等奖共 8 项；国家发明专利 2 项、实用新型专利 7 项。被评为"全军爱军精武标兵""全军优秀专业技术人才""全军十一五医学科技先进个人"等，先后荣立三等功 4 次，享受军队优秀专业技术人才岗位津贴和国务院特殊津贴。

　　医学领域中骨科学发展迅猛，一众新技术、新设备、新材料运用恰如 20÷3= 陆续不断。诸如计算机导航、内镜下微创、3D 数字打印，乃至近年风靡的人工智能等书籍层出迭现。那么该沿着什么样的路径按图索骥，在书香墨韵中一路走过，熟稔骨科医生必须掌握的知识与技能呢？

　　其实，坚实的临床基础为"硬核"根基，才是重中之重。

　　很欣喜，岁末之时，《图解上、下肢骨折手术操作与技巧》伴着满城灯火呈现在我的案头。"好咖啡要和朋友一起品尝"，于是，萌生了向同行举荐之意。

　　通常，专业著作深奥，晦涩难懂。但该书没那么多繁文缛节，编者以骨科基础理论为核心，将全书简洁分上肢骨折和下肢骨折两个分册，每章汇集各部位骨折，从解剖结构入手，结合经典病例，详述骨折相关理论，图文并茂。该书特点非常鲜明：一是通俗易懂，二是准确到位。通俗，开启认知骨科大门钥匙；精准，练就遨游骨科海洋航母，这两点实属不易。

　　此书并非一蹴而就，凝聚了南部战区总医院章莹教授率领的优秀专家组成的学术团队多年来之心血，感谢团队将丰富的临床经验和实战技能，穷尽其能，凝于笔墨砚端，注入字里行间。书中治疗原则、手术时机和手术技巧详尽的研究展示、拔萃超群、匠心独运、心灵手巧的启迪宛如学术传播和交流的饕餮大餐。

　　抚卷而思：最是书香能致远。一本好书，不只是讲高精尖端技术，从基础中也可以发现骨科领域一种迥然不同的美。

唐佩福

中华医学会创伤分会主任委员

解放军总医院骨科医学部主任

　　治疗骨折既须遵循基本的生物力学和生物学原则，又要依据每个病例的具体特点及术者的技术特长，选择个性化的治疗方案。本书针对上肢各部位的常见骨折，从应用解剖学和生物力学要点、骨关节损伤的病理解剖、影像学特点及诊断依据，到骨折的损伤机制与分型，手术治疗的适应证、禁忌证，手术计划的入路选择、骨折脱位的复位方法、内外固定的选择和操作要领，以及术后康复和功能锻炼的要点、并发症的防治等，用简练文字和丰富图片做了深入浅出的介绍，以帮助读者快速掌握典型病例的临床特点和治疗流程，是一本很实用的术前参考书。

　　本书没有系统地介绍骨折及其治疗的基础知识、原理和技术，而是通过病例记述每个骨折治疗成功或失败的过程、并发症的处理，作者根据自己的临床经验和教训，对每例骨折提出了治疗的个人意见；当代创伤骨科手术治疗的实用技术如多发伤的损伤控制、开放或复杂损伤的序贯治疗、闭式负压引流、数字技术辅助精准复位、微创经皮技术治疗粉碎骨折、间接或直接复位获得满意对位等，在个性化的治疗过程中得到充分展现；颇有特色的专家点评是点睛之笔，注意事项全面细致，让读者获得一些启示，掌握正确的治疗方法，避免错误，减少手术并发症发生。因此，本书非常适合广大的年轻骨科医师和基层外科医师阅读。

章　莹

南部战区总医院创伤骨科主任

目　录

第1章

肩胛骨骨折

一、解剖学特点

肩胛骨为一扁宽形不规则骨，位于胸廓上方两侧偏后，在肩关节活动中起重要作用。肩胛骨上附着多层肌肉，它可以缓冲外伤暴力，还可以保护肩胛骨免受低能量损伤，不易发生骨折，一般直接高能创伤才可引起肩胛骨骨折。肩胛骨骨折发生率较低，据北京积水潭医院统计肩胛骨骨折占全身骨折的0.19%。Hardegger和Nordqvist统计肩胛骨骨折占肩部骨折的3%～5%，占全身骨折的0.5%～1.0%，但常合并严重的骨及软组织损伤和严重的胸腹部损伤，容易漏诊，急诊需仔细评估整体伤情。

（一）肩胛骨周围肌肉

肩胛骨周围肌肉由斜方肌、大小菱形肌、肩胛提肌、背阔肌、前锯肌、胸小肌组成（图1-1～图1-3）。

（二）肩胛骨—胸壁连接

它不具有关节结构，协助肩关节完成活动，视为肩关节的一部分。肩胛胸壁间隙是位于肩胛骨前面的肩胛下筋膜与胸壁间的狭窄间隙，又称肩胛间隙，肩胛骨即沿此间隙活动。其又被前锯肌分成两个间隙，即前肩胛前间隙和后肩胛前间隙。

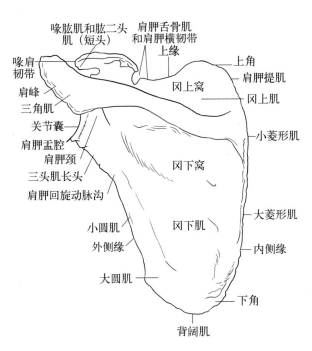

图1-1 肩胛骨后面观

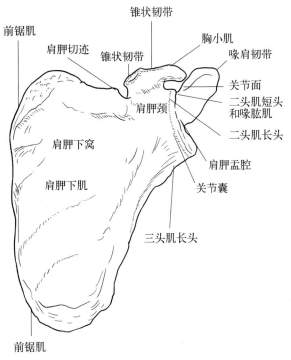

图1-2 肩胛骨前面观

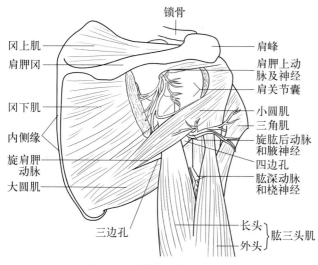

图 1-3　肩胛上神经解剖位置

（三）肩胛骨的运动

1. 上移运动　斜方肌上部纤维的主动收缩。

2. 下移运动　拮抗上移运动，靠重力、背阔肌、胸小肌和斜方肌下部纤维。

3. 向上旋转运动　由斜方肌中部纤维始动的，起稳定肩胛骨的作用。当肩关节外展 45° 时，前锯肌向外侧牵拉肩胛骨下角，斜方肌上部纤维向上牵拉肩胛骨外侧角，斜方肌下部纤维通过肩胛冈内侧止点向下牵拉肩胛骨，完成向上旋转运动（图 1-4）。

4. 向下旋转运动　由大小菱形肌、肩胛提肌向上牵拉肩胛骨内缘及胸小肌、胸大肌下部纤维和背阔肌向下牵拉肩胛骨来完成的（图 1-4）。

5. 前伸运动　由远离脊柱的向前运动、矢状面上的前倾及内旋组成，主要由前锯肌和胸小肌完成。

6. 回缩运动　由靠近脊柱的向后运动、矢状面上的后倾及外旋组成，主要由斜方肌中部纤维和菱形肌完成。

二、影像学评估与骨折分型

（一）肩胛骨正位、切线位、腋位及 CT 检查

见图 1-5，可清楚显示肩胛骨骨折。

（二）腋位及 CT 检查

可清楚判断肩胛盂骨折。

（三）头侧倾斜位及 Stryker 切迹位的 X 线片

可清晰显示喙突骨折。MRI 不常用，当怀疑有盂唇及肩袖损伤时，可进一步用 MRI 检查。

（四）骨折分型

1. Ada JR 和 Miller ME 依据肩胛骨形态，将肩胛骨骨折分成 4 型（图 1-6）。

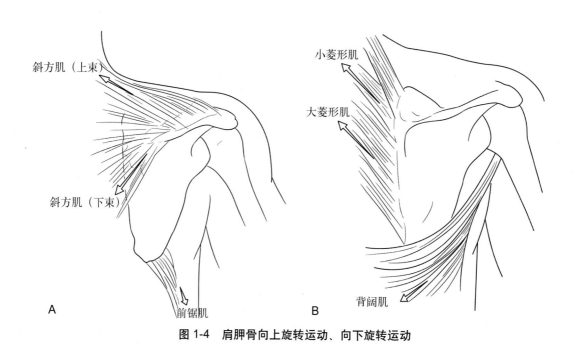

图 1-4　肩胛骨向上旋转运动、向下旋转运动

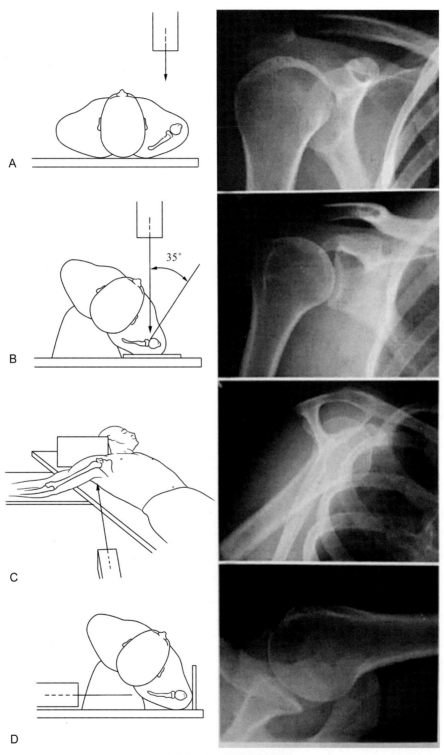

图 1-5　肩胛骨投射位置

A. 肩关节正位像；B. 肩胛骨正位像（与身体矢状面成 35°）；C. 肩胛腋位像；D. 肩胛骨侧位像

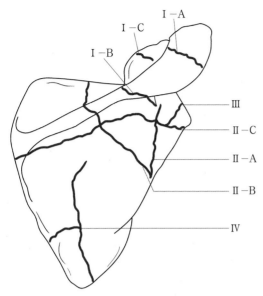

图 1-6 Ada JR-Miller ME 肩胛骨分型

（1）Ⅰ型：肩胛骨突起部骨折。ⅠA，肩峰骨折；ⅠB，肩峰基底、肩胛冈骨折；ⅠC，喙突骨折。

（2）Ⅱ型：肩胛颈部骨折。

ⅡA，肩峰基底外侧的肩胛颈骨折。

ⅡB，肩胛颈骨折，骨折线通过肩峰基底内侧或肩胛冈。

ⅡC，肩胛颈骨折，骨折线沿肩胛冈下方向肩胛骨内侧缘延伸，使肩胛颈发生横行断裂，为不稳定骨折。

（3）Ⅲ型：关节内骨折。

（4）Ⅳ型：肩胛体骨折。

2. 肩关节上方悬吊复合体：Goss 提出决定肩胛带骨折的稳定性——肩关节上方悬吊复合体（superior shoulder suspensory complex，SSSC）（图 1-7），其由肩胛盂突、喙突、喙锁韧带、锁骨远端、肩锁关节、喙肩韧带和肩峰突锁组成。

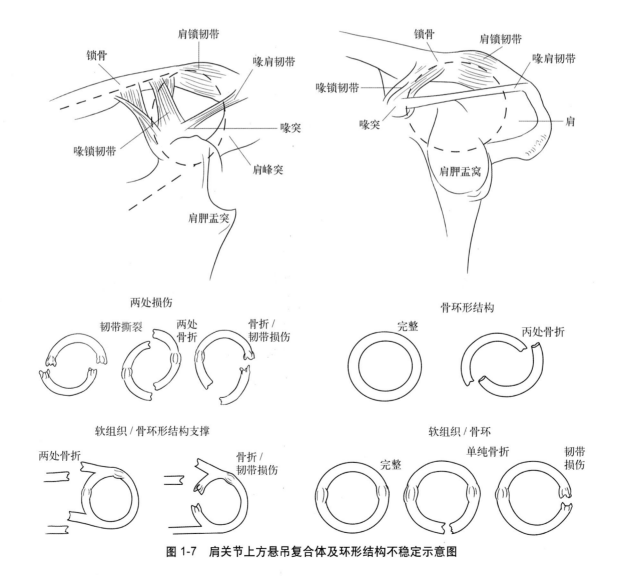

图 1-7 肩关节上方悬吊复合体及环形结构不稳定示意图

当肩关节上方悬吊复合体的两个结构受到损伤时，就会影响肩胛带的稳定性，需进行手术复位内固定。

3.关节盂骨折影响肩关节的活动，故要特别重视，Ideberg 将肩关节盂分为 5 种类型（图 1-8）。

（1）Ⅰ型：关节盂缘骨折。Ⅰ A 型，前方关节盂缘骨折；Ⅰ B 型，后方关节盂缘骨折。

（2）Ⅱ型：关节盂横断骨折，分横行、斜行骨折，关节盂骨块常为三角形游离骨块，向下方移位。

（3）Ⅲ型：关节盂上方骨折，骨折线向内上达到喙突基底，常伴有肩峰骨折、锁骨骨折或肩锁关节脱位。

（4）Ⅳ型：关节盂横行骨折，骨折线达到肩胛骨内缘。

（5）Ⅴ型：在第Ⅳ型基础上伴第Ⅱ型、第Ⅲ型或同时伴第Ⅱ和Ⅲ型。

（五）手术适应证

1.肩胛骨突起部位骨折：骨折移位≥10mm，骨折压迫神经血管束，骨折伴韧带损伤，影响肩关节活动，伴需手术的同侧肩胛骨骨折。

2.肩胛骨颈部骨折：骨折移位≥10mm，成角＞40°，盂极角＜20°。

3.肩胛盂骨折：骨折移位＞5mm，关节面台阶＞3mm，1/4 前缘或 1/3 后缘的关节盂骨折，关节盂骨折导致肱骨头半脱位，骨折移位过大可能导致骨不连。

4.2 处及 2 处以上肩关节上方悬吊复合体损伤。

5.体部骨折：骨折片严重移位突破关节囊，影响关节活动。

三、术　前　计　划

明确诊断，确定骨折分型，决定手术与否及手术方式，一般肩胛骨骨折均需做肩胛骨及肩关

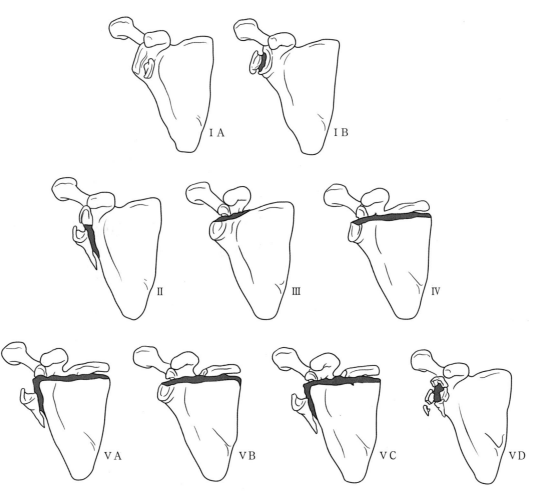

图 1-8　Ideberg 肩关节盂骨折分型

节的 CT 及三维重建，以更深刻地了解骨折类型，详细做好术前计划。

常规入路有：前方入路、后方入路、后上入路及前后联合入路，应依据骨折类型选择合理的手术入路方式，最常用的为后方入路。

肩胛颈骨折

1. 喙突和盂缘前部骨折　单独喙突骨折少见，一般伴有其他部位骨折。一般可采用前方入路，空心加压螺钉固定。

2. 肩胛骨颈部骨折　对于无移位骨折，肩关节上方悬吊复合体保持完整者，行非手术治疗，治疗可采用颈腕吊带制动，早期功能锻炼。

骨折移位大于 1cm 或成角大于 45°，可选择后方入路切开复位内固定，即经典的 Judet 入路（如图 1-9），一般可采用交叉置入克氏针或者空心螺钉固定、L 形钢板固定。

该手术入路术野开阔，可以根据骨折部位不同，调整切口延伸的范围，手术视野清晰，易于复位和固定。

3. 关节内、肩峰基底及肩胛骨外侧缘骨折　采用肩胛骨外侧缘入路（图 1-10），操作简便，

显露手术野的效果满意，有利于良好的复位和内固定物的置入，可以根据骨折类型给予解剖钢板或空心螺钉固定，但对肩胛骨内侧缘及体部的显露较困难。

4. 肩胛体骨折　肩胛体在体表可触及，可采用骨折处就近切口，或联合其他入路，充分显露骨折部位，给予钢板固定，必要时给予钢丝捆扎。肩胛体前部即是肺部等脏器，注意防止螺钉置入过深。

四、手术操作与技巧

（一）喙突和盂缘前部骨折

1. 全身麻醉下患者取沙滩椅位，肩后垫枕。

2. 用记号笔标记锁骨、喙突、肩胛骨的体表投影，对肥胖者尤为重要。

3. 基本入路：切口常规选择前方的三角肌胸大肌间隙入路，切口中点位于喙突上。

4. 若骨折线向外延伸进入盂上窝或出现粉碎性的前盂骨折时，切口可向远端延伸形成正规的三角肌胸大肌入路，显露前盂时切口可以向近端延伸至锁骨，远端延伸至三角肌止点。

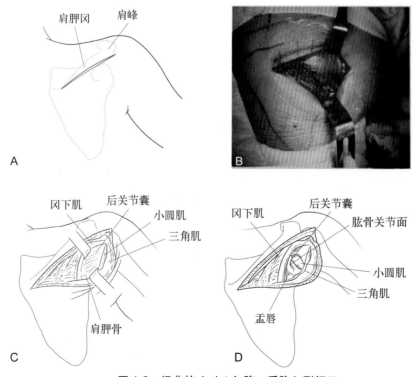

图 1-9　经典的 Judet 入路，后路 L 形切口

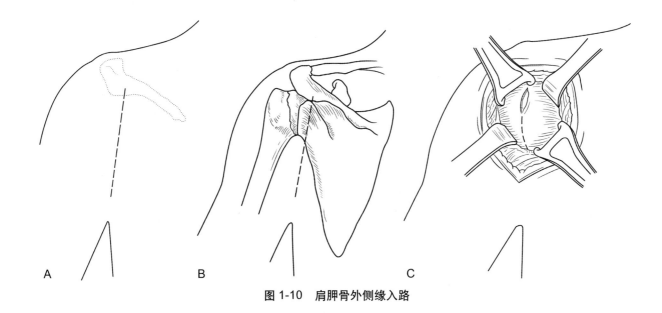

图 1-10　肩胛骨外侧缘入路

5. 切开皮下组织进入锁胸筋膜，触摸喙突并切开筋膜，扩大喙突远端的三角肌和胸大肌的间隙，自喙突向锁骨方向纵行切开胸小肌，以骨膜剥离器从喙突尖至喙突的额状斜面做钝性游离，解剖出靠近喙突基底部的额状斜面，连同附着的软组织一同抬起喙突，直视下看到骨折线并予以解剖复位。

6. 使用 2 枚直径为 3.5mm 的拉力螺钉固定，螺钉长度为 30 ～ 45mm，保持 15°内侧成角和 30°～ 40°后侧成角（图 1-11）。

7. 合并肩锁关节脱位患者，先行肩锁关节切开复位术，固定方法可选择锁骨钩钢板固定。

8. 仔细止血后冲洗缝合伤口，肥胖者须放置引流管。

（二）肩胛骨颈部骨折

1. 全身麻醉下患者取侧卧或俯卧位（图 1-12）。

2. 用记号笔标记肩胛冈、喙突、肩胛骨内侧缘的体表投影，对肥胖者尤为重要（图 1-12）。

3. 基本入路：后方 L 形入路（Judet 入路）。切口起于肩峰内侧，沿肩胛冈腋缘向下至肩胛下角，直视下切断并向外侧翻转三角肌后部纤维（图 1-13）。

4. 沿冈下肌与小圆肌间隙进入，以充分显露肩胛骨体部外缘、肩胛颈及盂缘后方骨折部位。术中注意保护肩胛上神经、血管及三边孔、四边孔内容物（图 1-14）。

5. 肩胛颈、肩胛冈及体部边缘较厚，可给予重建钢板及螺钉固定，或空心拉力螺钉固定（图 1-14，图 1-15）。

6. 仔细止血后冲洗缝合伤口（图 1-16），肥胖者须放置引流管。

（三）关节内、肩峰基底及肩胛骨外侧缘骨折

1. 全身麻醉下，患者取侧俯卧位。

2. 用记号笔标记肩胛冈、喙突、肩胛骨内侧缘的体表投影，对肥胖者尤为重要。

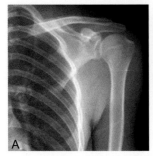
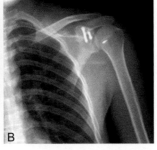

图 1-11　喙突骨折合并肩胛盂骨折，给予空心拉力螺钉固定

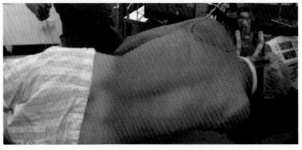

图 1-12　术中侧卧位

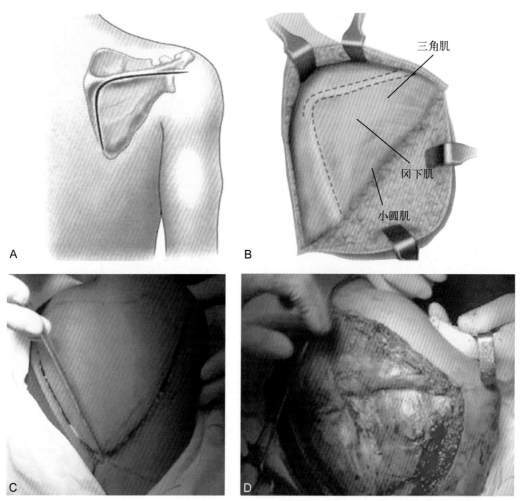

图 1-13　翻开全厚皮瓣，显露三角肌、冈下肌、小圆肌

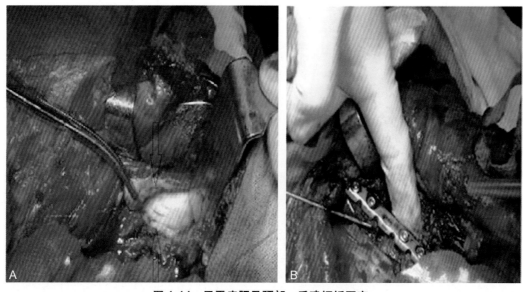

图 1-14　显露肩胛骨颈部，重建钢板固定

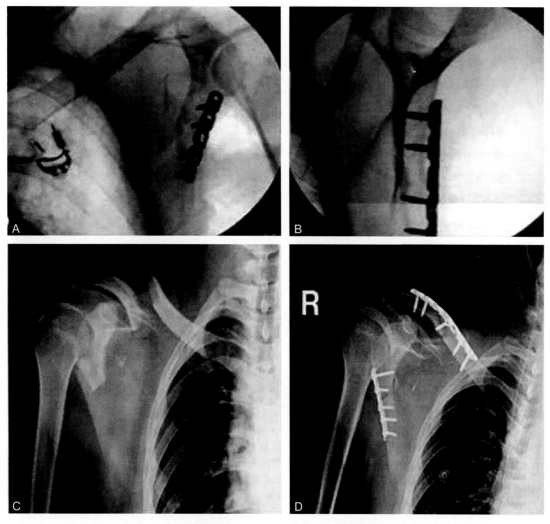

图 1-15　肩胛颈骨折伴有锁骨骨折，给予钢板螺钉固定

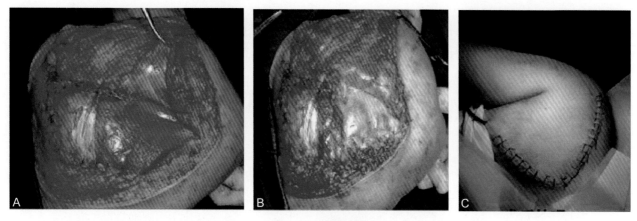

图 1-16　缝合伤口

A. 缝合冈下肌止点 ；B. 缝合三角肌止点 ；C. 术后外观

3. 基本入路：肩胛骨外侧缘入路。切口起于肩峰后缘，沿肩胛冈走行向下至肩胛骨下角，直视下切断三角肌肩胛冈附着部，显露冈下肌及小圆肌，并钝性分离，充分显露肩胛体。

4. 充分显露关节盂，给予关节内骨折块复位，采用钢板、螺钉内固定（图 1-17）。

5. 仔细止血后冲洗缝合伤口，肥胖者须放置引流管。

五、常见并发症

1. 限制性肩外关节外展障碍　一般发生于肩胛颈骨折的情况。主要原因是手术过程中损伤较大，三角肌的损伤粘连，肩关节的外展功能受限。解决方法：加强功能锻炼，循序渐进，效果不佳时，给予关节松解术，可手术切开或关节镜下操作。

2. 创伤性骨关节炎　多发生于肩胛盂窝及盂缘的骨折。主要原因是由于骨折涉及关节面，影响关节的活动。解决方法：理疗并加强功能锻炼，效果不佳时，给予关节松解术。

3. 肩袖损伤　主要原因是手术过程中损伤肩袖结构，进而影响肩关节的稳定性。解决方法：在骨折复位固定的同时应注意保护肩袖，或重建肩袖的功能，术后加强功能锻炼，必要时可给予关节镜下松解术。

4. 软组织损伤较严重并出现异位骨化　主要原因是术后出现血肿或者手术时剥离过多，引起关节周围的异位骨化。解决方法：一般采取非手术治疗，基本上不影响肩关节功能。

六、典型病例与专家点评

[病例 1]　患者，男，23 岁，喙突骨折合并同侧肩胛盂骨折，给予空心拉力螺钉固定（图 1-18）。

此类型骨折较稳定，故采用空心加压螺钉固定。采用三角肌胸大肌间隙入路，从喙突上沿三角肌前缘切开皮肤，将三角肌向下外牵开，切断肩胛下韧带，充分显露肩胛盂前侧，直视下给予骨折复位，复位后空心加压螺钉直接固定。

★专家点评：此类型的骨折分型为 Ada JR-Miller ME 肩胛骨分型 ⅠC 型，喙突骨折；Ideberg 分型 Ⅲ 型，一般为关节盂上方骨折，骨折线向内上达到喙突基底，常伴有肩峰骨折、锁骨骨折或肩锁关节脱位，骨折相对稳定。此病例选择微创切开空心螺钉固定，行三角肌-胸大肌入路，合理恰当，切口小，直达骨折部位，利于骨折复位，螺钉固定相对牢固，早期可功能锻炼，术后随访时患者 3 个月内肩关节功能达到正常肩关节功能的 90%。

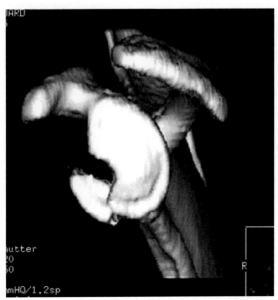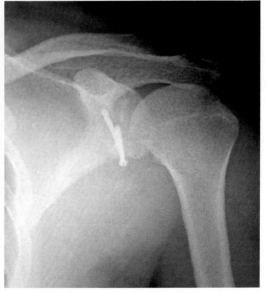

图 1-17　肩胛盂骨折，给予空心螺钉固定

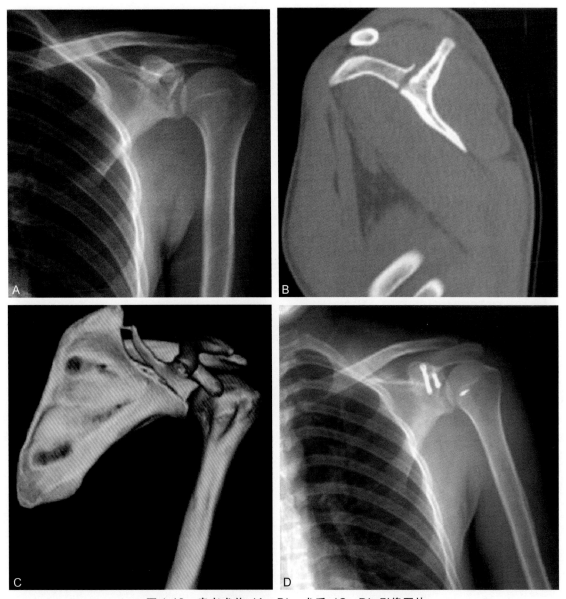

图 1-18 患者术前（A、B）、术后（C、D）影像图片

[病例 2] 患者，男，50 岁，喙突骨折合并同侧锁骨、肩胛盂、肩胛冈骨折，给予切开复位，钩钢板、空心螺钉、重建钢板固定（图 1-19）。

此种类型的骨折为复杂骨折，切口选择前方的三角肌胸大肌间隙入路，切口中点位于喙突上。因骨折线向外延伸进入盂上窝，为粉碎性的前盂骨折，切口向远端延伸形成正规的三角肌胸大肌入路，显露前盂时切口向近端延伸至锁骨，远端延伸至三角肌止点扩大喙突远端的三角肌和胸大肌间隙，自喙突向锁骨方向纵行切开胸小肌，以骨膜剥离器从喙突尖至喙突的额状斜面做钝性游离，解剖出靠近喙突基底的额状斜面，连同附着

的软组织一同抬起喙突，直视下看到骨折线并给予解剖复位。给予钩钢板、钢板及空心螺钉联合固定。

★专家点评：此次骨折分型为 Ideberg 分型（IV 型 - 关节盂横行骨折），骨折线达到肩胛骨内缘，骨折线较长，呈粉碎性，骨折较复杂，此时需充分显露骨折断端，给予多个内固定联合固定，术前、术中注意检查肩关节各韧带的损伤，若有损伤应给予韧带重建。此次手术选择前方入路，选择切口合适，多个内固定组合，保证骨折部位的坚强固定，术后可早期功能锻炼，术后 3 个月逐渐恢复外展功能，手术较成功。

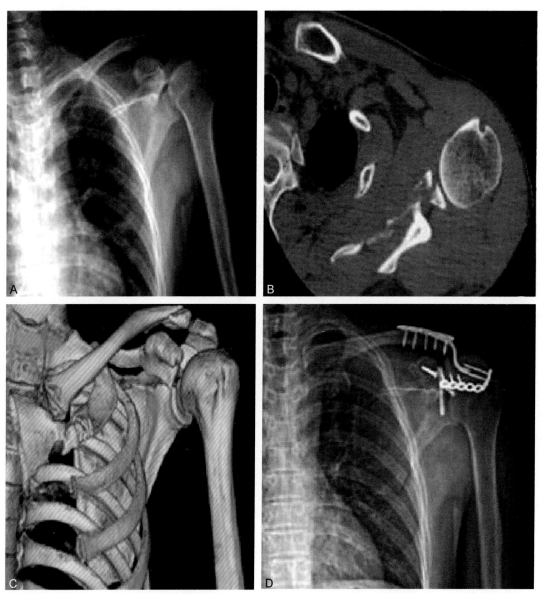

图 1-19　喙突骨折合并同侧锁骨、肩胛盂、肩胛冈骨折

[病例 3]　患者，男，36 岁，车祸伤致喙突骨折合并同侧肩胛盂、肩胛颈骨折，锁骨骨折，给予钢板螺钉固定（图 1-20）。

该骨折较复杂，先侧卧位，以锁骨中点行一横行切口，显露骨折线，因骨折块呈斜行，故先给予拉力螺钉固定，再行锁骨骨折切开复位内固定。然后改变体位，患者俯卧位时切口起于肩峰内侧，沿肩胛冈腋缘向下至肩胛下角，直视下切断并向外侧翻转三角肌后部纤维。沿冈下肌与小圆肌间隙进入，以充分显露肩胛骨体部外缘、肩胛颈及盂缘后方骨折。术中注意保护肩胛上神经、血管及三边孔、四边孔内容物。肩胛颈、肩

胛冈及体部边缘较厚，可给予重建钢板及螺钉固定。

★专家点评：此骨折为 Ideberg 分型（Ⅴ型），采用后方入路（Judet 入路），术前要制订充分的手术方案，减少神经肌肉血管的损伤。此骨折伴随多个骨折线，先侧卧位处理锁骨骨折，再俯卧位行后方入路（Judet 入路），选择后方的 Judet 入路时，可显露更多骨折线，利于固定，切口选择合适。特别是肩胛缘钢板的放置均较困难，有时需要塑形钢板形状。此例患者术后肩关节功能活动良好。

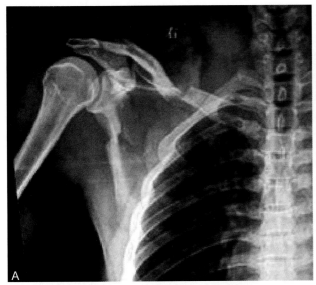
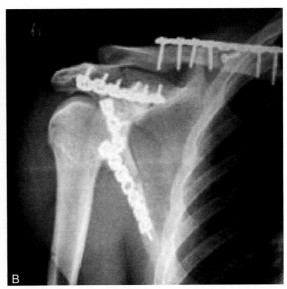

图 1-20　喙突骨折合并同侧肩胛盂、肩胛颈骨折、锁骨骨折

[病例 4]　患者，男，45 岁，高处坠落伤，肩胛骨体、肩胛颈、锁骨骨折，给予钢板螺钉固定（图 1-21）。

先侧卧位，以锁骨中点行一横行切口，显露骨折线，行锁骨骨折切开复位内固定。再行俯卧位（Judet 入路），切口起于肩峰内侧，沿肩胛冈腋缘向下至肩胛下角，直视下切断并向外侧翻转三角肌后部纤维。沿冈下肌与小圆肌间隙进入，以充分显露肩胛骨体部外缘、肩胛颈及盂缘后方骨折。预弯重建钢板为 L 形，固定肩胛骨内侧缘，钢板及螺钉固定肩胛骨外侧缘。

★专家点评：此骨折为 Ideberg 分型（Ⅴ型），采用后方入路（Judet 入路）。此种类型骨折，骨折类型较复杂，有时需联合入路。Judet 入路，基本上可以解决此类型骨折。术中需对钢板进行塑形预弯，稳定固定骨折块。此例患者术后随访 6 个月，肩关节功能基本恢复正常。

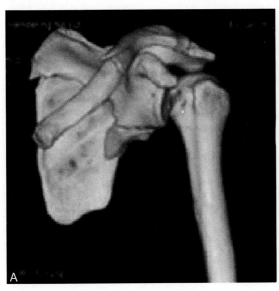
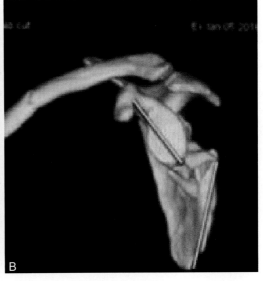

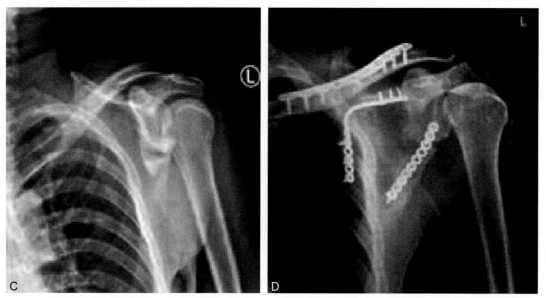

图1-21　肩胛骨体、肩胛颈、锁骨骨折术前的CT三维重建（A、B），以及术前（C）、术后（D）的X线片

[病例5]　患者，男，55岁，重物砸伤，肩胛骨体、肩胛颈骨折，形成"漂浮肩胛盂"，给予钢板螺钉固定（图1-22）。

骨折为粉碎性骨折，采用联合入路（Judet入路及辅助内侧入路）。俯卧位，切口起于肩峰内侧，沿肩胛冈腋缘向下至肩胛下角，直视下切断并向外侧翻转三角肌后部纤维。沿冈下肌与小圆肌间隙进入，以充分显露肩胛骨体部外缘、肩胛颈及盂缘后方骨折。给予复位肩胛颈，空心螺钉固定

骨折块、肩胛冈及内侧缘，给予重建钢板及螺钉固定，因外侧缘仍有骨折，给予复位钢板固定。

★专家点评：漂浮肩胛盂，极不稳定，须行内外侧联合切口，充分显露骨折线，且术中复位较困难，术前注意设计合理手术方案。此患者，骨折粉碎较严重，术后半年患者肩关节外展活动度约90°，可能与骨折粉碎较严重以及肩胛颈螺钉固定有一定关系，需进一步随访观察。

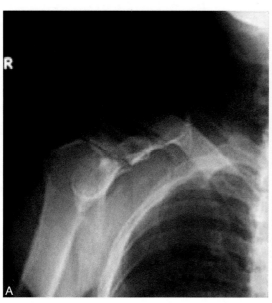

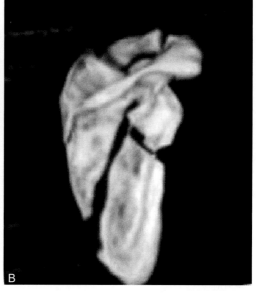

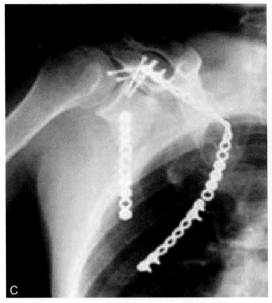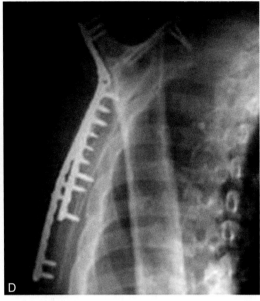

图 1-22 肩胛骨体、肩胛颈骨折术前的 X 线片（A）、CT 三维重建图（B）及术后的 X 线片（C、D）

（张轩轩 吴 优 李宝丰）

参 考 文 献

安勇，杨廷燕，吴国兰，等 . 2016. Judet 入路手术治疗肩胛骨骨折 [J]. 临床骨科杂志，19(5)：616-616.

程国林，朱爱平，汤立，等 . 2014. 手术治疗肩胛骨骨折 [J]. 临床骨科杂志，(4): 482-482.

何平，李诗，林景波 . 2014. 肩胛骨外侧缘入路与标准 Judet 入路手术治疗肩胛骨骨折的疗效 [J]. 局解手术学杂志，23 (3): 277-279.

贺强，贾健，张宇 . 2014. 后侧微创入路内固定治疗肩胛骨骨折的临床研究 [J]. 中国修复重建外科杂志，28(7): 793-797.

李智，吴海辉 . 2014. 经肩胛骨外侧缘入路与 Judet 入路治疗肩胛骨骨折的临床疗效比较 [J]. 实用临床医药杂志，(24).

吕荷荣，刘克昌 . 2014. 16 层螺旋 CT 及三维重建技术在肩胛骨骨折诊断中的价值 [J]. 中医正骨，(10): 40-42.

钱光，董有海，黄汉伟，等 . 2015. 肩胛骨喙突骨折手术治疗 10 例报告 [J]. 中国骨与关节杂志，6 (4): 55-60.

施多伟，谢肇，罗飞 . 2013. 肩胛骨骨折的手术治疗 [J]. 临床骨科杂志，16(1): 49-51.

史会明，胡远军，吕海侠，等 . 2018. 3D 打印技术辅助 Y 形锁定钢板内固定治疗不稳定肩胛骨骨折 [J]. 中国骨与关节损伤杂志 [J]. (7).

唐佩福，王岩，张伯勋，等，2014. 解放军总医院创伤骨科手术学 [J]. 人民军医出版社，84-108.

王刚，周健，卜海富 . 2013. 双切口结合锁定重建钢板治疗 A3 型肩胛骨骨折 [J]. 临床骨科杂志，16(1): 59-61.

王鹏飞，张堃，宋哲，等 . 2013. 肩胛骨骨折治疗最新进展 [J]. 国际骨科学杂志，34(1): 26-28.

张关西，王利平 . 2017. 螺旋 CT 三维重建技术与 X 线在肩胛骨骨折术前评估中的应用对比研究 [J]. 河南医学研究，(4): 680-690.

赵毅雷，袁即山，章洪喜，等 . 2015. 多发伤中肩胛骨骨折的手术疗效分析 [J]. 中国矫形外科杂志，23(24): 2300-2302.

邹伟，肖杰，龙浩，等 . 2014. 锁骨钩钢板置入内固定后特有并发症的预防与对策 [J]. 中国组织工程研究，18(48): 7804-7809.

Anwar W, Rahman N, Iqbal M J, et al. 2011. Comparison of the two methods of percutaneous K-wire fixation in displaced supracondylar fracture of the humerus in children[J]. J Post Grad Med Instr, 25(4): 356-361.

Fjalestad T, Hole MØ, Hovden IA, et al. 2012. Surgical treatment with an angular stable plate for complex displaced proximal humeral fractures in elderly patients: a randomized controlled trial [J]. J Orthop Trauma, 26(2): 98-106.

Guler O, Mutlu S, Isyar M, et al. 2016. Prone versus supine position during surgery for supracondylar humeral fractures[J]. J Orthop Surg, 24(2): 167-169.

Lewis S, Argintar E, Jahn R, et al. 2013. Intra-articular scapular fractures: Outcomes after internal fixation[J]. Journal of Orthopaedics, 10(4): 188-192.

Olerud P, Ahrengart L, Ponzer S, et al. 2011. Internal fixation versus nonoperative treatment of displaced 3-part proximal humeral fractures in elderly patients: a randomized controlled trial [J]. J Shoulder Elbow Surg, 20(5): 747-755.

Pellegrin M D, Brivio A, Fracassetti D, 2014. Le fratture del gomito. Giornale Italiano di Ortopedia e Traumatologia, 40: 233-238.

Rangan A, Handoll H, Brealey S, et al. 2015. Surgical vs nonsurgical treatment of adults with displaced fractures of the proximal humerus [J].JAMA, 313(10): 1037-1047.

第2章

锁骨骨折与肩锁关节脱位

锁骨骨折是最常见的骨折之一，占所有骨折的 2.6% ~ 12%，占肩部骨折的 44% ~ 66%。肩锁关节脱位在青壮年人群中比较常见，占肩部损伤的 13%。随着交通事故及建筑活动的增多，以及人们运动负荷的增大，锁骨骨折与肩锁关节脱位发病率表现出了逐渐增加的趋势。早期的诊断与治疗十分重要，目前大多数学者主张手术治疗。

一、解剖学特点

锁骨外观呈 S 形，从内侧的棱柱形、中部的圆柱形过渡到外侧的扁平形（图 2-1）。它是由胸锁韧带、喙锁韧带和肩锁韧带共同固定的管状骨。内侧与胸骨形成胸锁关节，外侧与肩峰形成肩锁关节（图 2-2）。

胸锁关节是最不稳定的可动关节，锁骨内侧与胸骨柄的锁骨切迹之间有一关节软骨盘，周围有关节软骨盘韧带、肋锁韧带、锁骨间韧带和关节囊韧带加强。正常的胸锁关节间隙为 11 ~ 13mm。

肩锁关节是一个可动关节，内有纤维软骨盘，关节由上、下、前、后韧带所固定。其中最强大的是肩锁韧带。正常的肩锁关节间隙为 0.5 ~ 6.0mm。其稳定性主要依赖于上方的肩锁韧带、斜方肌与三角肌肌腱纤维和下方的喙锁韧带（斜方韧带和锥形韧带）。Rosenorn 和 Pedersen 相关生物力学研究表明，维持肩锁关节稳定的主要结构为喙锁韧带。

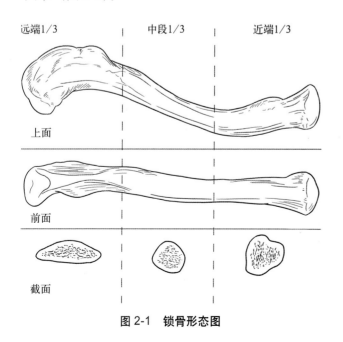

图 2-1　锁骨形态图

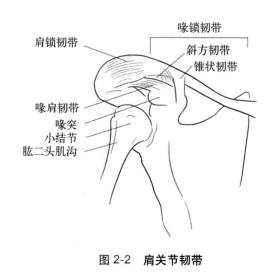

图 2-2　肩关节韧带

肩锁关节损伤大多数是直接暴力引起，如肩关节处于外展内旋位，暴力直接冲击肩的顶部（图 2-3A），肩外侧直接着地，造成肩锁韧带、喙锁韧带损伤，严重时甚至造成斜方肌和三角肌止点处肌纤维断裂。也可以间接暴力传导引起（图 2-3B），上肢伸展位摔倒，手部着地，外力传导，肩胛骨上移牵拉损伤肩锁韧带。最后结果均造成关节周围韧带及肌肉损伤，特别是喙锁韧带损伤，从而造成肩锁关节脱位。研究发现如仅切断肩锁韧带，则仅出现半脱位。如同时切断肩锁韧带和喙锁韧带，则可出现全脱位。

二、影像学评估与骨折分型

（一）X 线检查

1. 正常肩关节 X 线片上的解剖　如图 2-4A 所示。

2. 锁骨前后位 X 线片　常规检查，了解骨折的部位、形态及移位程度，了解是否有肩锁或喙锁关节脱位。

3. 锁骨斜位 X 线片　管球向头侧倾斜 20°～60° 对锁骨投照，可避开胸廓对锁骨的遮挡，对胸锁关节的观察尤其重要。

4. 肩锁关节 X 线片（图 2-4B、图 2-4C）（中心线对准肩锁关节）　拍摄 X 线片时使用的放射剂量应为肩关节常规检查放射剂量的 50%。

（1）应力位（图 2-4D）：上肢下垂，拍摄两侧肩锁关节正位像，可显示移动情况。必要时，两手负重 3～5kg，则可明确锁骨外侧端上方的突出程度。双侧可对比，可以鉴别Ⅱ型损伤和Ⅲ型损伤。

（2）腋位 X 线（图 2-4E）：判断锁骨远端前后移位。

（3）Zanca 位（图 2-4F）（避免肩胛冈与肩锁关节重叠）：患者正面对着 X 线机球管，球管向上倾斜 10°～15°，摄双侧肩锁关节，可以准确地显露肩锁关节。

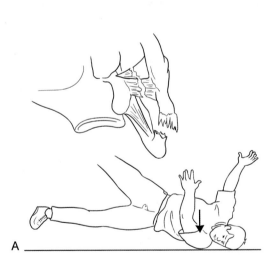
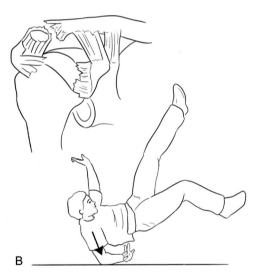

图 2-3　A. 直接暴力损伤；B. 间接暴力损伤

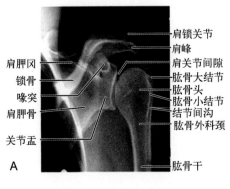
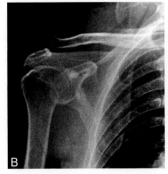
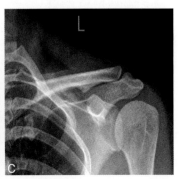

肩胛冈　肩锁关节
锁骨　肩峰
喙突　肩关节间隙
肩胛骨　肱骨大结节
肱骨头
肱骨小结节
关节盂　结节间沟
肱骨外科颈
肱骨干

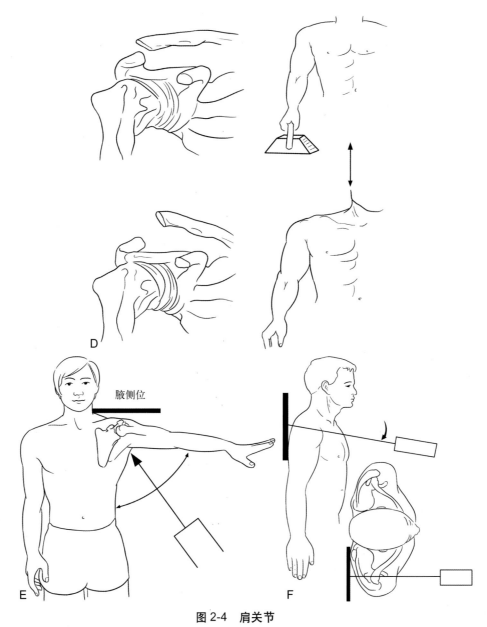

图 2-4 肩关节

A. 肩锁关节解剖；B、C. 肩锁关节 X 线片；D. 肩锁关节应力位；E. 腋位片；F.Zanca 位片

（二）锁骨 CT 检查

可更加清晰显示骨折的部位、形态及移位程度，了解是否有肩锁或胸锁关节脱位。

（三）锁骨 MRI 检查

直接暴力导致的Ⅲ型肩锁关节损伤 MRI 影像（图 2-5）。

（四）锁骨骨折分型

Allman 最早对骨折进行了分类，后来，他的分类被 Neer、Rockwood 和 Cralg 所改进。目前以 Cralg 分类为主（图 2-6）。

1. Ⅰ**类骨折**　占锁骨骨折的 80%，为锁骨中

1/3 骨折。

2. Ⅱ**类骨折**　占锁骨骨折的 12%～15%，为锁骨远端 1/3 骨折。

（1）Ⅰ型骨折：骨折轻微移位。

（2）Ⅱ型骨折：骨折中等移位，骨折线位于喙锁韧带的内侧。

1）锥状韧带和斜方韧带附着（骨折位于喙锁韧带的内侧）。

2）锥状韧带撕裂、斜方韧带附着（骨折位于喙锁韧带的中间）。

（3）Ⅲ型骨折：关节面骨折。

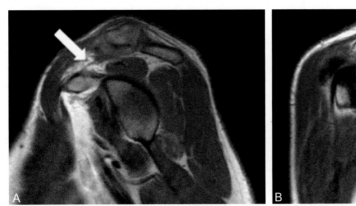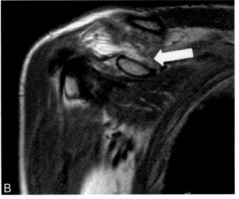

图 2-5　直接暴力导致的 III 型肩锁关节损伤 MRI

A. 斜行矢状位 MRI 显示喙锁韧带断裂（箭头处）；B. 冠状位 MRI 同时证实喙锁韧带断裂

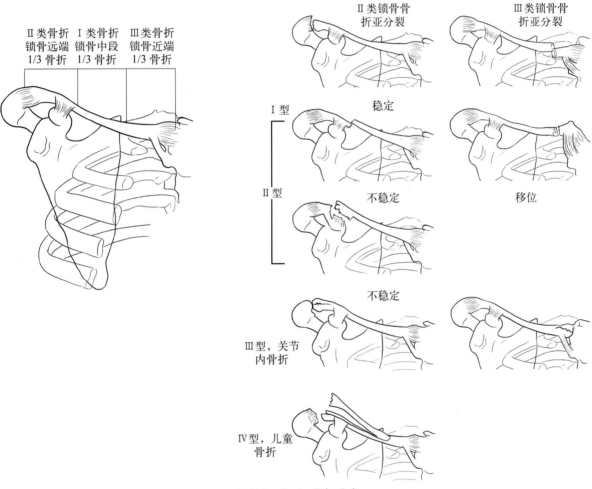

图 2-6　Cralg 骨折分类

（4）IV 型骨折：骨膜套管状撕裂（儿童）。

（5）V 型骨折：粉碎性骨折，和韧带相连的骨折块既不在近端也不在远端，而是在下方。

3. III 类骨折　占锁骨骨折的 5%～8%，为锁骨近端 1/3 骨折。

（1）I 型骨折：骨折轻微移位。

（2）II 型骨折：骨折移位（韧带破裂）。

（3）III 型骨折：关节面骨折。

（4）IV 型骨折：骨骺分离（儿童及少年）。

（5）V 型骨折：粉碎性骨折。

（五）肩锁关节损伤分型

见图 2-7，表 2-1。

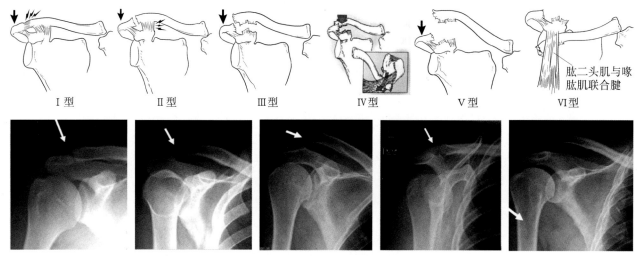

图 2-7　肩锁关节损伤分型

表 2-1　肩锁关节损伤分型总表

分型	肩锁韧带	喙锁韧带	三角肌筋膜	喙锁关节间隙*	肩锁关节影像学表现
Ⅰ型	损伤	未损伤	未损伤	正常	正常
Ⅱ型	断裂	损伤	未损伤	＜25%	增宽
Ⅲ型	断裂	断裂	断裂	25%～100%	增宽
Ⅳ型	断裂	断裂	断裂	增大	锁骨向后移位
Ⅴ型	断裂	断裂	断裂	100%～300%	
Ⅵ型	断裂	断裂	断裂	减小	锁骨向下移位至喙突下方

＊通过影像学检查测量喙突上方和锁骨下方之间的距离，正常喙锁间距 1.1～1.3mm，摄双侧肩关节 DR 片，若患侧喙锁间距较健侧＞4mm，说明喙锁韧带只是拉伤，若＞5mm，提示喙锁韧带断裂

1. Ⅰ型　单纯肩锁韧带扭伤。

2. Ⅱ型　肩锁韧带和肩锁关节囊撕裂。喙锁韧带完整，锁骨远端向上脱位≤50%。喙锁间距轻微增加。

3. Ⅲ型　肩锁韧带、肩锁关节囊和喙锁韧带撕裂。肩锁关节脱位，锁骨远端移位明显，肩峰和锁骨完全失去联系。喙锁间距增加 25%～100%。

4. Ⅳ型　肩锁韧带、肩锁关节囊和喙锁韧带撕裂。肩锁关节脱位，锁骨向后移位进入斜方肌内。

5. Ⅴ型　肩锁韧带、肩锁关节囊和喙锁韧带撕裂。肩锁关节脱位，锁骨向上移位（达正常的 100%～300%），锁骨远端与三角肌及斜方肌完全分离。

6. Ⅵ型　肩锁韧带、肩锁关节囊和喙锁韧带撕裂。肩锁关节脱位，锁骨向下移位，进入肩峰及喙突下。

（六）胸锁关节损伤分型

见图 2-8。

1. Ⅰ型　轻度扭伤。韧带完好，关节稳定。

2. Ⅱ型　中度扭伤。关节囊、关节软骨盘和肋锁韧带部分破坏，胸锁关节半脱位。

3. Ⅲ型　重度扭伤。关节囊、关节软骨盘和肋锁韧带完全破坏，胸锁关节完全脱位（分前脱位和后脱位两种情况）。

（七）特殊类型

在临床过程中，肩锁关节脱位常伴有锁骨骨折（图 2-9）。

三、术前计划

明确诊断：①肩部有受打击或跌倒受伤史。

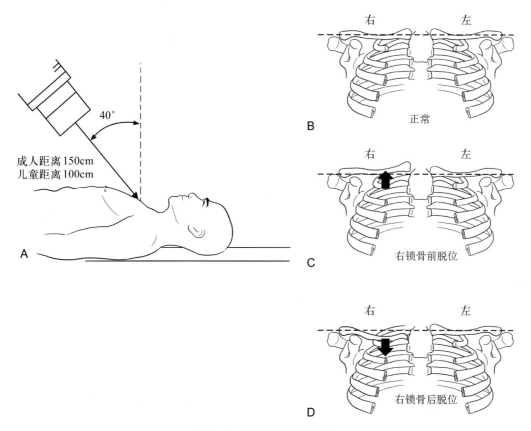

图 2-8　胸锁关节损伤分型

A. 评估胸锁关节摄片位置摆放；B. 胸锁正常位置；C. 胸锁关节向前脱位，锁骨向上移位；D. 胸锁关节向后脱位，锁骨向下方移位

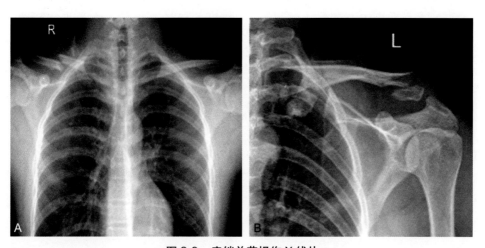

图 2-9　肩锁关节损伤 X 线片

A. 锁骨中段骨折合并肩锁关节半脱位；B. 锁骨远端骨折合并肩锁关节半脱位

②肩锁关节处疼痛、肿胀，肩关节活动疼痛加重，患侧上肢上举或外展时疼痛加重。③肩锁关节局部压痛或出现畸形。肩峰外侧端隆起，向下推压出现反弹性的琴键征（piano sign）提示肩锁关节完全性脱位。部分患者出现斜方肌前缘肿胀和压痛。④影像学检查（X 线，必要时 MRI 检查），

给予相应诊断。确定骨折与脱位的分型，是决定是否手术、如何手术的最好术前计划。

（一）锁骨骨折的术前计划

1. 锁骨中 1/3 的 I 类骨折　均可采用钢板内固定，钢板可放置于锁骨的上方、也可放置于锁骨的前方。钢板可采用特定的解剖钢板，也可用

重建钢板塑形后固定，骨折的远近端各3枚螺钉固定。对于中1/3的简单骨折，也可采用髓内钉固定（不建议克氏针的髓内固定）。

2. 锁骨远端1/3的Ⅱ类骨折　可采用锁骨远端解剖钢板或钩钢板固定，建议尽量用远端解剖钢板。对于Ⅱ类Ⅱ型不稳定（骨折位于喙锁韧带中间）、Ⅲ型、Ⅴ型及合并肩锁关节脱位者，可采用钩钢板固定。对于儿童的Ⅳ型骨折，可采用克氏针固定。

3. 锁骨近端1/3的Ⅲ类骨折　Ⅰ型和Ⅱ型可采用重建钢板或小T形锁定钢板固定，Ⅲ、Ⅳ、Ⅴ型只能用小T形锁定钢板固定，T形锁定钢板的横行部位应固定于胸骨柄部，主干部位固定于锁骨近端。

4. 锁骨的多处骨折　如一块钢板无法固定，可采用双钢板固定。如Ⅰ类和Ⅲ类（需要钩钢板固定型）骨折同时存在，可将钩钢板置于锁骨上方，解剖板或重建板置于锁骨的前方。

5. 污染较重的Gustilo Ⅱ型以上的开放性锁骨骨折　可采用小型外固定架进行固定。

（二）肩锁关节脱位的手术计划

1. Ⅰ型和Ⅱ型的肩锁关节脱位　一般采用非手术治疗（也有少数学者认为对外观及生活要求高的患者，Ⅱ型脱位也有手术适应证，应采用钩钢板复位固定加肩锁韧带缝合修复术）。

2. Ⅲ型肩锁关节脱位　绝大多数学者认为，应手术复位，钩钢板复位固定加肩锁韧带缝合修复术（喙锁韧带可不处理）。近年来，也有学者采用关节镜下肩锁关节复位，Endobutton（纽扣钢板）喙锁固定术。

3. Ⅳ型以上的肩锁关节脱位　除需肩锁关节复位固定（多用钩钢板）外，还需要行喙锁韧带及肩锁韧带重建术。韧带重建可选取阔筋膜、异体韧带或人工韧带，也可行喙肩韧带转位重建喙锁韧带。近年来，也有学者采用关节镜下锁骨远端切除（新鲜脱位也可不切），双Endobutton喙锁固定术。

（三）胸锁关节脱位的手术计划

1. Ⅰ型和Ⅱ型的胸锁关节脱位一般采用非手术治疗。

2. Ⅲ型胸锁关节脱位，特别是后脱位，建议手术切开复位，韧带缝合修复，小T形锁定钢板固定，T形锁定钢板的横行部位固定于胸骨柄部，钢板的主干部位固定于锁骨近端（不建议或禁用针类材料固定）。也有学者建议行锁骨近端切除（特别是陈旧性脱位），韧带重建术。

四、手术操作与技巧

（一）锁骨中段骨折

1. 可采用全麻或臂丛麻醉，沙滩椅位或仰卧位，肩后垫枕。

2. 用记号笔标记锁骨的体表投影，对肥胖的患者尤为重要。

3. 沿体表投影的中线切开，切口以骨折处为中心，长度按需而定。注意保护锁骨上神经，切开颈阔肌后即可显露锁骨。

4. 粉碎性骨折不能为追求解剖复位完全剥离骨折块的骨膜，粉碎的大骨块可用缝线先与锁骨的近端或远端捆扎（不要用钢丝），再与另一端对合复位，复位以基本解剖复位为度（简单骨折解剖复位）。

5. 钢板塑形后放置于锁骨的上方或前方，骨折两端各放置1枚普通皮质骨螺钉，使钢板与骨面贴附（简单骨折可加压，粉碎性骨折不可加压），微调粉碎的骨块后再在骨折的两端各放置2枚螺钉（根据需要可以是普通皮质骨螺钉，也可是锁定螺钉）。

6. 如果采用髓内钉固定，宜先顺行扩髓攻丝锁骨近端（不要攻穿近端前方皮质），再逆行扩髓攻丝锁骨远端（一定要攻穿远端后下方皮质）。骨折复位后，由锁骨远端的攻丝出口由远端向近端旋入直径、长度合适的锁骨髓内钉（图2-10）。

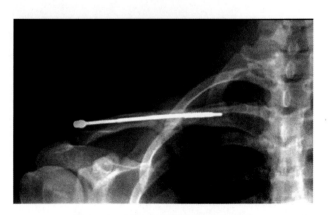

图2-10　锁骨骨折髓内钉固定术后

7. 仔细止血后冲洗伤口缝合。肥胖者一定要放置引流。

（二）锁骨远端骨折

1. 麻醉及体位同锁骨中段骨折。

2. 用记号笔标记锁骨及肩峰的体表投影，对肥胖的患者尤为重要。

3. 从锁骨中部向外沿体表投影的中线切开，直至肩峰。注意保护锁骨上神经，切开颈阔肌后即可显露锁骨中远部及肩峰。

4. 粉碎性骨折的处理方法同锁骨中段骨折。

5. 可采用锁骨远端解剖钢板或钩钢板固定，如骨折的远端有足够的长度则置入锁骨远端解剖钢板远端的 4 枚螺钉，建议尽量用远端解剖钢板；如骨折的远端没有足够的长度则置入锁骨远端解剖钢板远端的 4 枚螺钉，建议使用钩钢板。

6. 如果采用锁骨远端解剖钢板，钢板的远端一定要位于肩锁关节关节间隙的内侧（术中透视确认非常重要）；如果采用钩钢板固定，钩钢板的钩部一定要顺着肩锁关节间隙的后部插入，并滑入肩峰下，然后将钩钢板的体部摁压至锁骨的上表面（摁压过程需要一定的力量，如很容易将钢板置于锁骨表面，往往是钩部未在正常的位置，应重新置入钩钢板，且需术中透视确认）。

7. 如果采用锁骨远端解剖钢板，骨折的近端需安置 3 枚螺钉，远端需安置 4 枚螺钉。如果采用钩钢板固定，骨折的近端需安置 3 枚螺钉，远端如有可能应安置至少 1 枚螺钉，如无可能也可不安置螺钉。

（三）锁骨近端骨折

1. 麻醉及体位同锁骨中段骨折。

2. 用记号笔标记锁骨及胸骨柄的体表投影，对肥胖的患者尤为重要。

3. 从锁骨中部向内沿体表投影的中线切开，直至胸骨柄。注意保护锁骨上神经，切开颈阔肌后即可显露锁骨中近端及胸骨柄。

4. 粉碎性骨折的处理方法同锁骨中段骨折。

5. 可采用重建钢板或小 T 形锁定钢板固定。如采用重建钢板固定，骨折近端至少应安置 2 枚螺钉（术中应透视检查，螺钉不能打入胸锁关节）。如骨折近端长度太小（如锁骨近端Ⅲ、Ⅳ、Ⅴ型骨折），不能安置重建钢板的 2 枚螺钉，就只能用小 T 形锁定钢板固定，T 形锁定钢板的横行部位应用锁定螺钉固定于胸骨柄部，主干部固定于骨折远端至少 3 枚螺钉。

（四）肩锁关节脱位穿针固定术

1. 全身麻醉或者局部麻醉下，患者取沙滩椅位，肩后垫枕。

2. 用记号笔标记锁骨、喙突、肩胛骨的体表投影，对肥胖者尤为重要。

3. 基本入路：以肩锁关节为标记，给予肩锁关节复位，肩峰远端为进针点，给予克氏针固定。

4. 如采用钢丝张力带固定，需沿肩峰 - 肩锁关节 - 锁骨远端横行切开，给予张力带固定。

5. 手术技巧。克氏针交叉固定肩锁关节，维持解剖位置，同时缝合修复喙锁韧带和肩锁韧带，并修复斜方肌和三角肌止点的损伤，现已很少使用，主要原因是固定不稳、内置入物失效（克氏针断裂等）、克氏针穿过肩锁关节造成肩关节额外损伤（图 2-11）。

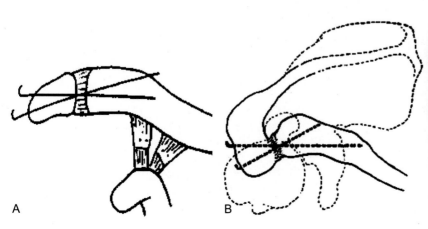
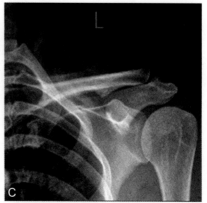

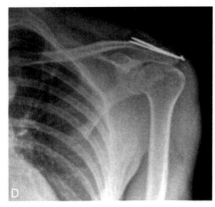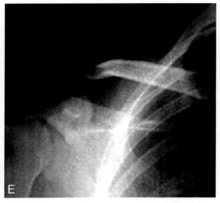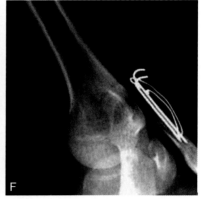

图 2-11　肩锁关节穿针固定术：手术示意图和术后 X 线片

（五）肩锁关节脱位锁骨钩钢板螺钉内固定术

1. 手术体位。全身麻醉后，一般取仰卧位，肩部垫高，显露出锁骨及肩峰，也有学者习惯沙滩椅位或侧卧位（图 2-12）。

2. 触摸出肩锁及喙锁关节处，并给予标记。沿锁骨中段向肩峰处行弧形切口，便于显露锁骨远端骨折及肩锁韧带、喙锁韧带。

3. 于肩锁韧带锁骨止点区近端 2.5mm 处钻孔，第一个锁骨孔偏锁骨后 1/3，第二个锁骨孔于第一个孔外侧 2cm，钻孔偏锁骨中前 1/3。若有喙锁韧带断裂，给予置入锚钉，如经喙锁韧带喙突止点中心置入 3.5mm 带线锚钉，锁骨孔内分别引入锚定带线，呈三角形排列，锚钉带线收紧打结，保持锚钉线张力（图 2-13A）。视喙锁韧带情况可给

予修复或是不修复。

4. 若有锁骨远端骨折，剥离肩峰下软组织，先给予骨折复位，插入锁骨钩钢板，钢板长度跨越喙锁韧带钻孔区（图 2-13B），稳定 1 枚螺钉后拔除克氏针，锁骨固定 3 枚螺钉，保证 5～6 层骨皮质。

5. 术后处理：术后患肢颈腕吊带悬吊保护，6 周内进行肩关节主动辅助性功能练习，6 周后进行肩关节主动活动。锁骨钩有诱发肩峰下撞击的风险，一般需术后 6 个月内取出。

6. 手术技巧：第一个锁骨孔偏锁骨后 1/3，第二个孔距离第一个孔外侧 2cm，钻孔偏锁骨中前 1/3。锁骨钩钢板螺钉内固定术钢板钩插入位置应位于肩峰后下方，并贴于骨皮质，这样可避免损伤肩峰下滑囊且不易滑钩。

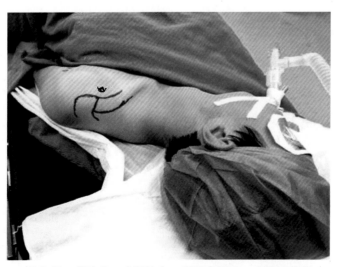

图 2-12　仰卧位，肩部垫高，显露出锁骨、肩峰及喙突

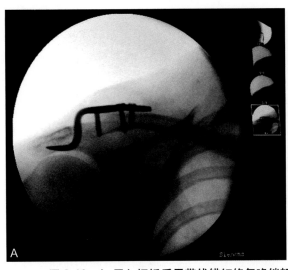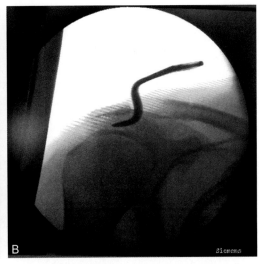

图 2-13　A. 置入钢板后用带线锚钉修复喙锁韧带；B. 用锁骨钩钢板插入肩峰下复位肩锁关节

（六）肩锁关节脱位喙锁间固定

在临床上，喙锁间固定一般以 Endobutton 技术为代表，因其相对锁骨钩钢板良好的优势而较多应用于临床（图 2-14）。

1. 一般仰卧位，全身麻醉后，肩部垫高，显露出锁骨及肩峰，也有学者习惯沙滩椅位或侧卧位。

2. 触摸出肩锁及喙锁关节处，并给予标记。沿锁骨中段向肩峰处行弧形切口，便于显露锁骨远端骨折及肩锁、喙锁韧带。

3. 复位肩锁关节，1 枚克氏针临时固定关节。在锁骨远端内侧 3cm 处自背侧向喙突基底部用 4.5mm 空心钻头钻孔。在纽扣钢板的外侧和内侧两孔依次穿入 2 根 5 号爱惜邦线，祥上穿入 1 根缝线留作牵引。

4. 将纽扣钢板与缝线推至喙突下，将缝线祥向上拉出锁骨表面，在祥下方放入第 2 块纽扣钢板系紧外侧缝线固定。

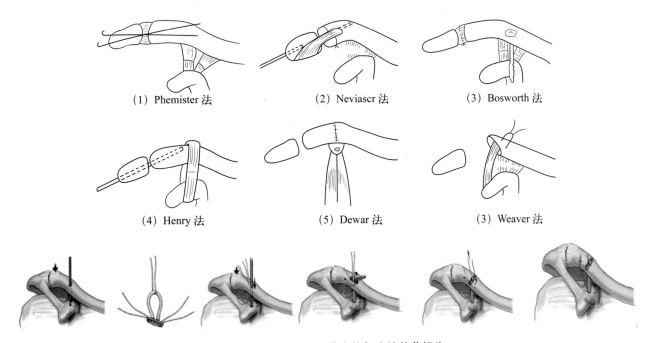

(1) Phemister 法　　(2) Neviascr 法　　(3) Bosworth 法

(4) Henry 法　　(5) Dewar 法　　(3) Weaver 法

图 2-14　Endobutton 技术修复喙锁关节损伤

5. 沿锁骨上钻孔的前外侧约 1cm 处另钻一孔，将内侧缝线打结在该孔上重建斜方韧带并将喙锁韧带重建。

（七）胸锁关节脱位

1. 麻醉及体位同锁骨中段骨折。

2. 用记号笔标记锁骨及胸骨柄的体表投影，对肥胖的患者尤为重要。

3. 沿胸锁关节切至同侧锁骨近端 1/3。切开颈阔肌后即可显露胸骨柄、胸锁关节及同侧锁骨近端。

4. 复位脱位的胸锁关节并临时固定，修复维持胸锁关节的韧带及关节囊。如无法直接修复，可用异体肌腱或筋膜条进行 8 字重建。

5. 小 T 形锁定钢板固定，T 形锁定钢板的横行部位应用锁定螺钉固定于胸骨柄部，主干部固定于锁骨远端至少 3 枚螺钉。

五、常见并发症

1. **骨不连**　临床并不少见。锁骨骨折在 16 周仍未愈合即为骨不连。好发部位在锁骨中段。骨不连的原因大部分学者认为：①解剖原因，锁骨中段是两个生理弯曲的交汇处，此部位骨松质少，应力集中；②医源因素，该部位骨折多为粉碎性，为追求解剖复位，往往骨膜剥离过多，影响愈合；③内固定不够坚强，骨折断端不能维持良好的对位；④患者因素，骨折愈合前患者的不恰当的功能锻炼和运动（如类似家庭主妇的剁肉饼运动方式）。骨不连常会造成内固定的断裂或失效，解决的办法是手术去除硬化或萎缩的骨折断端，打通髓腔，自体髂骨移植及换用更为坚固的内固定方式（如 3.5mm 的 LC-DCP 钢板，髓内钉等）。

2. **畸形愈合**　锁骨的畸形愈合除患者的外观受影响外，常会导致肩关节活动受限。发生的原因：①非手术治疗复位不佳；②第一次手术本身就没有很好复位；③术后因内固定移位或变形而发生骨折再移位。解决方法：如患者不能忍受畸形带来的影响，应手术截骨矫形植骨内固定。术前应将对侧锁骨作为镜像，采用数字骨科技术精心设计，尽最大可能恢复锁骨原来的解剖形态。

3. **内固定断裂或失效**　这里指的是骨折愈合前患者正常的功能锻炼造成的内固定断裂或失效。发生的原因：①内固定材料选择不恰当（如采用克氏针固定锁骨骨折、肩锁关节脱位及胸锁关节脱位）；②患者骨质疏松造成钢板固定后螺钉的拔出；③术者固定方式的不佳（如螺钉打入骨折线，钢板过短，骨折两端有效螺钉数目不对称等）。解决方法同锁骨术后骨不连。

4. **术后感染**　相对少见。发生的原因：①开放骨折清创不彻底而又采用内固定；②糖尿病及免疫缺陷的易感人群；③参与手术的术者无菌观念有缺陷或急诊手术置入物消毒欠标准。解决方法：早期清创伤口引流，分泌物培养加药敏试验，根据敏感药物选用抗生素；如效果不佳宜去除内固定换用外固定；如已造成骨髓炎或感染性骨缺损，可采用病灶切除加骨搬运术。

5. **锁骨下血管与臂丛神经损伤**　锁骨内 1/3 与中 1/3 交界处附近的下方有锁骨下血管与臂丛神经走行，如手术操作粗暴，可造成此结构的损伤。锁骨下血管的损伤如处理不及时患者可有生命危险，臂丛神经的损伤也可造成一侧上肢的功能障碍。预防方法是杜绝粗暴的手术操作。当然，骨折本身也可能造成这些损伤，需要术者在术前就明确诊断或有所警惕，以便术中修复吻合损伤的血管与神经。

6. **创伤性关节炎**　肩锁关节、胸锁关节脱位或锁骨肩峰端、胸骨端关节面骨折未能获得满意的解剖对位，在术后晚期可由于关节面对合不良或摩擦而引起肩锁关节或胸锁关节创伤性关节炎。症状以疼痛为主，影像学可表现为关节间隙变窄、关节面密度增加、囊性变或骨赘形成等征象，如非手术治疗效果不佳，症状严重者可行锁骨远端或近端切除术。术前可先行封闭，如疼痛缓解可预示手术有效。

六、典型病例与专家点评

[病例1]　黄某，男，36岁。跌倒致右锁骨中段粉碎性骨折，常规沿锁骨体表投影行切开复位后解剖钢板内固定手术，术前、术后X线片如图2-15所示。

★专家点评：该患者为锁骨中段粉碎性骨折，粉碎蝶形骨块螺钉固定后，使复杂骨折变简单骨折，复位后再行钢板固定，获得了解剖复位。

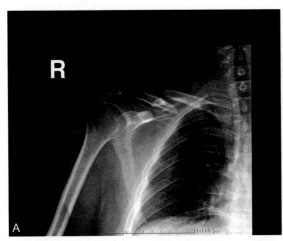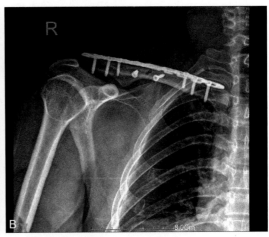

图2-15　病例1术前（A）、术后（B）X线片

[病例2]　董某，男，62岁。跌倒致左锁骨远端骨折，行切开复位钩钢板内固定手术，术前、术后X线片如图2-16所示。

★专家点评：该患者为锁骨远端骨折，常规锁骨钢板及锁骨远端钢板均无法完美固定，采用钩钢板技术，很好地解决了此问题，获得了满意的效果。

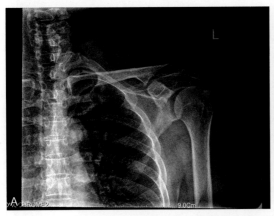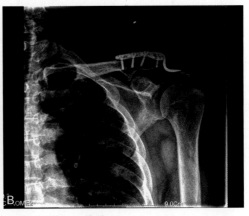

图2-16　病例2术前（A）、术后（B）X线片

[病例3]　宿某，女，35岁。跌倒致右锁骨远端粉碎性骨折合并喙锁韧带断裂，行切开复位、喙锁韧带重建，钩钢板内固定手术，术前、术后X线片如图2-17所示。

★专家点评：该患者锁骨远端骨折，骨折近端明显移位，说明喙锁韧带完全断裂，显然单纯锁骨骨折复位固定不能完全解决临床问题，故术者重建了喙锁韧带。

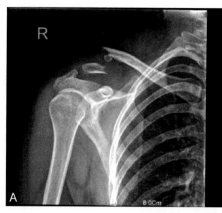
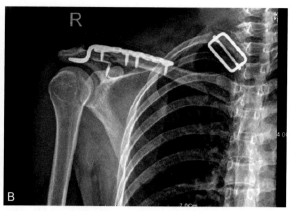

图 2-17　病例 3 术前（A）、术后（B）X 线片

[病例 4]　黄某，男，32 岁。跌倒致左肩锁关节脱位（Ⅳ型），行切开复位解剖钢板内固定手术，术前、术后 X 线片如图 2-18 所示。

★专家点评：该患者为新鲜肩锁关节脱位，用钩钢板使肩锁关节脱位得到完全复位，并使断裂的喙锁韧带贴合，以利于韧带的愈合。因为是新鲜韧带断裂，故未进行韧带重建。

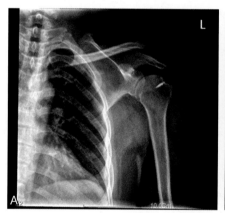
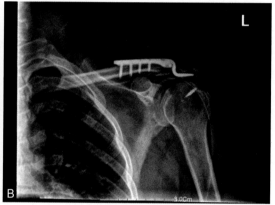

图 2-18　病例 4 术前（A）、术后（B）X 线片

[病例 5]　饶某，女，81 岁。跌倒致右锁骨远端及近端骨折，行切开复位锁骨远端解剖钢板及小 T 形锁定钢板内固定手术，术前、术后 X 线片如图 2-19 所示。

★专家点评：本病例同时有锁骨远端和近端的骨折，临床比较少见，术者用 2 块钢板进行骨折的固定，实属无奈，个性化 3D 打印钢板可以很好地解决这一问题。

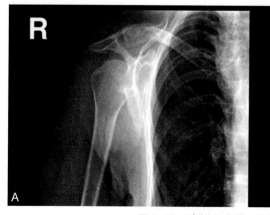
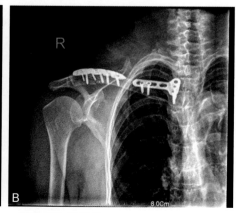

图 2-19　病例 5 术前（A）、术后（B）X 线片

[病例 6]　张某，男，22 岁。跌倒致左锁骨中段粉碎性骨折及远端骨折，行切开复位解剖钢板及钩钢板内固定手术，术前、术后 X 线片如图 2-20 所示。

★专家点评：该病例锁骨远端与中段骨折，临床比较少见，目前现有钢板的长度无法解决 2 处骨折的固定，故采用了双钢板，这种选择需注意应力集中造成的 2 块钢板之间骨折的可能。个性化 3D 打印钢板可解决此类问题。

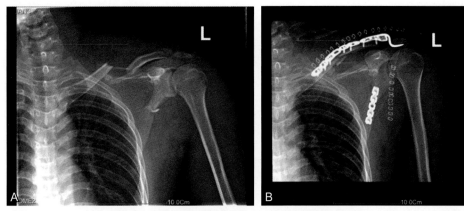

图 2-20　病例 6 术前（A）、术后（B）X 线片

[病例 7]　唐某，男，27 岁。车祸致右锁骨近端骨折，行切开复位 T 形锁定钢板内固定手术，术前、术后 X 线片如图 2-21 所示。

★专家点评：锁骨近端骨折临床发生率不高，常规锁骨钢板不能很好地固定，选用桡骨远端板进行固定实属无奈之举，而且该钢板的强度不够，需患者多加配合。

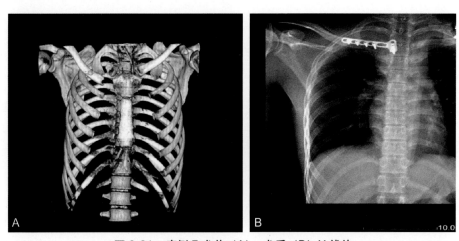

图 2-21　病例 7 术前（A）、术后（B）X 线片

[病例 8]　患者，男，37 岁。高处坠落伤致左锁骨中远 1/3 骨折肩锁关节脱位（Ⅲ型），行锁骨钩钢板螺钉治疗（图 2-22）。

仰卧位，肩部垫高，显露出锁骨及肩峰。触摸出肩锁及喙锁关节处，并给予标记。沿锁骨中段向肩峰处行弧形切口，显露锁骨远端骨折及肩锁、喙锁韧带。插入锁骨钩钢板，依次置入螺钉 4 枚。此患者伴有陈旧性喙锁韧带断裂，置入锚钉，缝合韧带。

★专家点评：此患者为肩锁关节脱位（Ⅲ）型，并伴有喙锁韧带的损伤，给予锚钉置入固定，术中置入螺钉至少保证 6 层骨皮质，此患者因伴有锁骨中段粉碎性骨折，给予4枚螺钉固定。但锁骨钩钢板的长度及放置位置要适当，否则容易出现肩关节功能受限及撞击综合征。患者术后1周

开始功能锻炼，2个月后，关节活动良好。此钢板长度偏短，需注意控制活动度，否则易造成内固定失效。

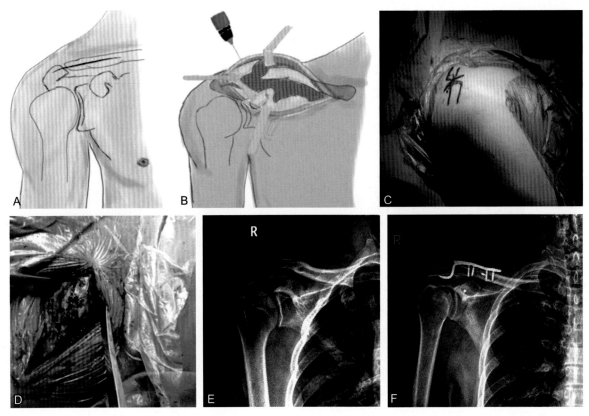

图 2-22　病例 8 锁骨钩钢板螺钉内固定术：手术示意图（A、B）、术中照片（C、D）、术后 X 线片（E、F）

[病例 9]　周某，男，52 岁。车祸伤致左肩锁关节脱位（Ⅴ型），行锁骨钩钢板螺钉治疗（图 2-23）。

仰卧位，肩部垫高，显露出锁骨及肩峰。触摸肩锁及喙锁关节处，并给予标记。沿锁骨中段向肩峰处行弧形切口，显露锁骨远端骨折及肩锁、喙锁韧带。术中发现肩锁间隙较大，术中首先给予脱位复位，并给予克氏针临时固定，再插入锁

骨钩钢板，依次置入螺钉。

★专家点评：肩锁关节脱位Ⅴ型，选用锁骨钩钢板，沿锁骨中段向肩峰处行弧形切口，显露锁骨远端骨折及肩锁、喙锁韧带，术后及时渐进性功能锻炼，术后恢复良好。但一般此种类型脱位伴有韧带损伤，如非新鲜损伤，可给予韧带缝合修复。

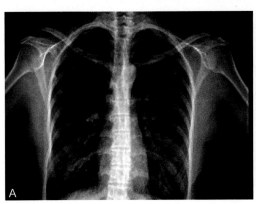
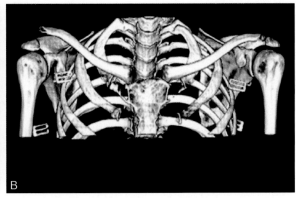

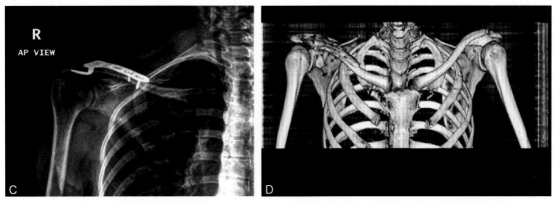

图 2-23 病例 9 锁骨钩钢板螺钉内固定术：术前（A、B）、术后（C、D）影像图片

[病例 10] 彭某，男，37 岁。高处坠落伤致右肩锁关节脱位，行带袢 Endobutton 钢板固定（图 2-24）。

仰卧位，肩部垫高，显露出锁骨及肩峰，并给予标记。沿锁骨中段向肩峰处行弧形切口，显露锁骨远端骨折及肩锁、喙锁韧带。克氏针临时固定关节。在锁骨远端内侧钻孔，在纽扣钢板的外侧和内侧两孔依次穿入爱惜邦线，将纽扣钢板与缝线推至喙突下，将缝线袢向上拉出锁骨表面，在袢下方放入第 2 块纽扣钢板系紧外侧缝线固定。沿锁骨上钻孔的前外侧约 1cm 处另钻一孔，将内侧缝线打结在该孔上，代替斜方韧带，将喙锁韧带重建。

★专家点评：此病例为肩锁关节脱位的 V 型，选择袢 Endobutton 钢板固定，此种手术方式，并未对斜方韧带进行真正的解剖重建，术后远期可能出现的并发症：复位丢失、松动、钢板周围骨质吸收，并且对于小儿，其喙突基底部过于细小，不适用该手术。并且在锁骨远端钻孔时，钻孔应位于锁骨前中 1/3 处，这样垂直进针才会打入喙突基底正中。术中要注意测量喙锁间距，选择袢长度要略大于带袢 Endobutton 钢板的测量值。放置第二个 Endobutton 时袢的方向要与钢板垂直，还一定要放平以便系缝线，也可以给予关节镜下治疗。此例患者术后 2 周后渐进性功能锻炼，术后肩关节活动良好。

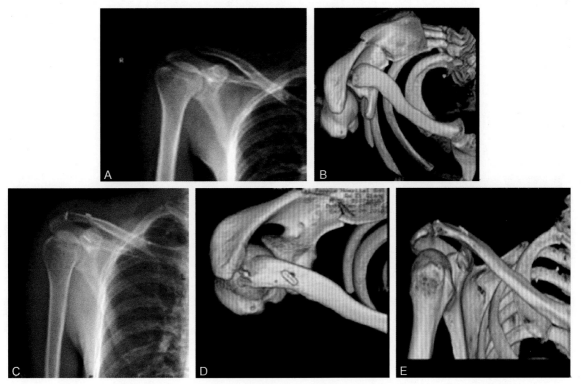

图 2-24 病例 10 袢 Endobutton 钢板固定术：术前（A、B）、术后（C ～ E）影像图片

[病例11] 许某，男，肩锁关节陈旧性脱位，锁骨钩钢板固定＋异体肌腱重建喙锁韧带（图2-25）。

简要手术步骤：选用肩锁关节钩钢板，予以电钻钻孔、测深，拧入1枚锁定螺钉予以固定，C臂机透视，透视下见脱位复位满意，钢板位置良好。再次予以电钻钻孔、测深，拧入2枚锁定螺钉予以固定。于喙突上用前交叉韧带定位器定位钻孔，钢丝引导异体肌腱穿过喙突骨道，于锁骨远端距离肩锁关节约3cm处钻孔，钢丝引导肌腱穿过锁骨骨道，重建喙锁韧带。将穿过喙突及锁骨的肌腱首尾缝合固定在一起。

★专家点评：陈旧性肩锁关节脱位，注意清理肩锁关节处的瘢痕组织，否则影响复位。先将重建的韧带骨通道打好，钢丝导入韧带，锁骨钩钢板复位后，再将穿过喙突及锁骨的肌腱首尾缝合固定在一起，否则不易控制重建韧带的松紧度。

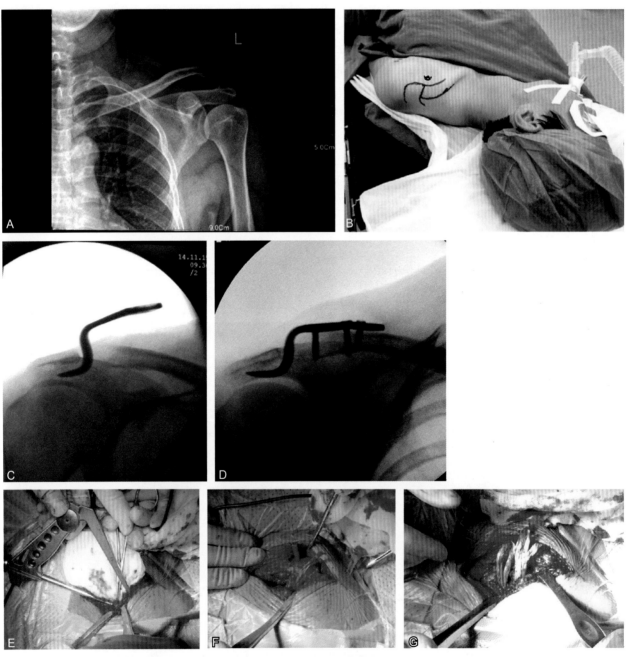

图2-25　A.术前X片；B.术前体位；C、D.术中肩锁关节复位；E～G.术中喙锁韧带重建

（吴　优　章　莹　尹庆水）

参 考 文 献

郝鹏，王彤．2015. 自体掌长肌移植重建喙锁韧带联合带线锚钉固定治疗肩锁关节脱位临床分析 [J]. 中华实用诊断与治疗杂志，29(12): 1189-1191.

黄健林，磨焕鹏，2015. 掌长肌肌腱结合聚酯缝线重建喙锁韧带治疗 Rockwood Ⅲ型肩锁关节脱位 [J]. 中国骨伤，28(6): 538-541.

黄迅．2015. 喙肩韧带部分移位修复重建喙锁韧带加锁骨钩钢板治疗急性肩锁关节 Tossy Ⅲ型脱位的疗效观察 [J]. 齐齐哈尔医学院学报，36(6): 796-797.

王洪波，乔为民，闫涛．2014. 锁骨钩钢板配合早期功能锻炼治疗肩锁关节脱位的临床疗效 [J]. 新疆中医药，32(5): 28-29.

许玉林，卓乃强，毛海郦．2018. 关节镜辅助下 Endobuton 钢板固定取掌长肌腱韧带重建治疗肩锁关节脱位 [J]. 重庆医学，47(4): 492-493.

于英楠，王雅慧，李瑞霞．2018. 肩锁关节脱位术后早期肩关节功能锻炼的康复指导 [J]. 世界最新医学信息文摘，18(18):218-221.

张亚弟，庄云强，姜刚强，等．2018. 锁骨钩钢板治疗 Rockwood Ⅲ - Ⅵ型肩锁关节脱位 [J]. 世界最新医学信息文摘，(40): 81-81.

赵毅雷，袁即山，章洪喜．2015. 多发伤中肩胛骨骨折的手术疗效分析 [J]. 中国矫形外科杂志，23 (24), 2300-2302.

邹伟，肖杰，龙浩．等．2014. 锁骨钩钢板置入内固定后特有并发症的预防与对策 [J]. 中国组织工程研究，18(48): 7804-7809.

Anwar R, Rahman N, Iqbal M J, et al. 2011. Comparison of the two methods of percutaneous K-wire fixation in displaced supracondylar fracture of the humerus in children. J Post Grad Med Instr, 25(4): 356-361.

De Pellegrin M, Brivio A, Fracassetti D, 2014. Le fratture del gomito. Giornale Italiano di Ortopedia e Traumatologia, 40: 233-238.

Fjalestad T, Hole MØ, Hovden I A, et al. 2012. Surgical treatment with an angular stable plate for complex displaced proximal humeral fractures in elderly patients: a randomized controlled trial. [J]. J Orthop Trauma, 26(2): 98-106.

Guler O, Mutlu S, Isyar M, et al. 2016. Prone versus supine position during surgery for supracondylar humeral fractures[J]. J Orthop Surg, 24(2): 167-169.

Hu W Y, Yu C, Huang Z M, et al. 2015. Double Endobutto reconstituting coracoclavicular ligament combined with repairing acromioclavicular ligament in stage Ⅰ for the treatment of acromioclavicular dislocation with Rockwood type Ⅲ - Ⅴ [J]. Zhongguo Gu Shang/China J Orthop Trauma, 28(6): 500-503.

Olerud P, Ahrengart L, Ponzer S, et al. 2011. Internal fixation versus nonoperative treatment of displaced 3-part proximal humeral fractures in elderly patients: a randomized controlled trial [J]. J Shoulder Elbow Surg, 20(5): 747-755.

Rangan A, Handoll H, Brealey S, et al. 2015. Surgical vs nonsurgical treatment of adults with displaced fractures of the proximal humerus: the PROFHER randomized clinical trial [J].JAMA, 313(10): 1037-1047.

Rolf O, Weyhern A H V, Ewers A, et al. 2008. Acromioclavicular dislocation Rockwood Ⅲ - Ⅴ : results of early versus delayed surgical treatment[J]. Arch Orthop Trauma Surg, 128(10): 1153-1157.

Tossy J D, Mead N C, Sigmond H M. 1963. Acromioclavicular separations: useful and practical classification for treatment[J]. Clin Orthop Relat Res, 28: 111-119.

Yang Y G, Cai X B, Wang X M, et al. 2015. Case-control study on shoulder pain caused by hook plate for the treatment of acromioclavicular joint dislocation[J]. Zhongguo Gu Shang /China J Orthop Trauma, 28(6): 491-495.

Zanca P. 1971. Shoulder pain: involvement of the acromioclavicularjoint joint(Analysis of 1, 000cases) [J]. Am J Roentgenol Radium Ther NuclMed, 112(3): 493-506.

第3章

肱骨近端骨折

一、解剖学特点

肱骨近端骨折即肱骨外科颈及其以上部位的肱骨骨折，约占全身骨折的5%，占肱骨骨折的45%。常发生于老年骨质疏松患者，其次见于高能量损伤患者。

Codman将肱骨近端分成4个部分：肱骨头、大结节、小结节、肱骨干。其他重要的结构还有解剖颈、结节间沟和肱骨外科颈。颈干角：肱骨颈轴线与肱骨干轴线呈135°夹角。后倾角：上臂位于中立位（肱骨髁处于冠状面时），肱骨头有30°左右的后倾角（图3-1）。

肱骨小结节位于肱骨前方，肱骨大结节位于外侧。肩胛下肌止于肱骨小结节。冈上肌、冈下肌、小圆肌自上至下分别止于肱骨大结节（图3-2）。

肱二头肌的长头跨过关节盂从肱骨结节间沟通过（图3-3）。结节间沟表面有一层强有力的韧带环绕，称为结节间沟韧带或肱骨横韧带。结节间沟位于大、小结节之间，是肱骨近端骨折复位过程中判断旋转移位的重要解剖标志，同时是在肱骨近端外侧放置钢板时重要的参考位置，钢板的内侧边缘应当位于结节间沟后外侧2～4mm。

肱骨头的血供主要来自旋肱前动脉的升支，供应肱骨头大部分的血供。其余的血液供应来自大、小结节附着处进入干骺端的血管，以及旋肱后动脉的后内侧分支（图3-4）。

肱骨距为肱骨近端内侧增厚骨板，是肱骨近端内侧重要的支撑结构，复位过程中恢复内侧支撑对于防止固定后肱骨头的塌陷有重要意义。

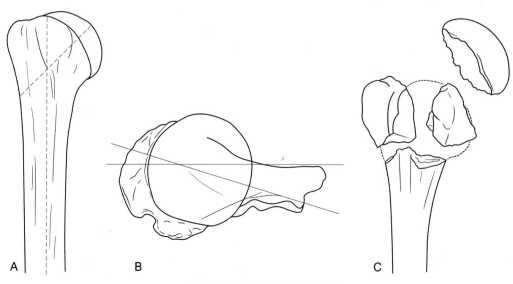

A   B   C

图 3-1　肱骨近端结构示意图

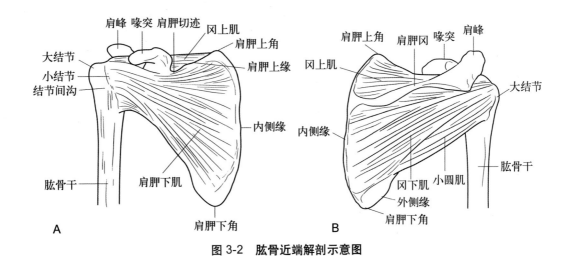

图 3-2　肱骨近端解剖示意图

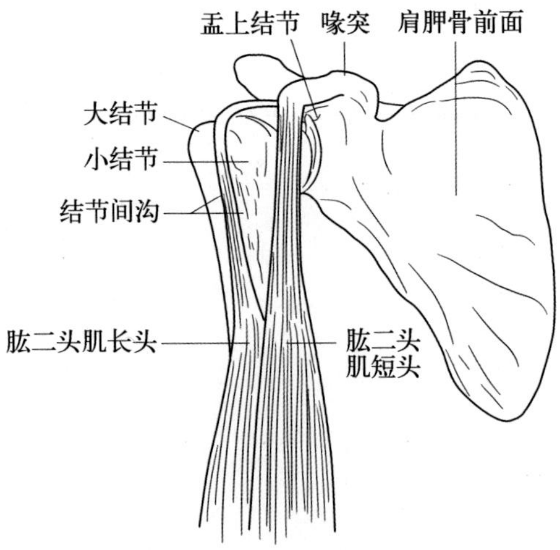

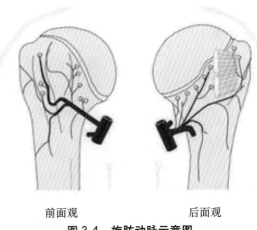

图 3-3　肱骨近端结节间沟

图 3-4　旋肱动脉示意图

二、影像学评估与骨折分型

（一）影像学检查

1. X 线片　肩关节的 3 个角度成像可以判定 4 个主要解剖结构的空间关系。成像包括前后位、腋位及肩胛骨轴位（图 3-5～图 3-7）。旋转前后位（AP）X 线片：是对前后位 X 线片的补充，当肱骨处于外旋位时可以显示肱骨大结节，当肱骨处于内旋位时可以显示肱骨头。

2. CT　CT 平扫能提供精确的影像学资料用于评估复杂的肱骨近端骨折，有时能改变根据最初的影像学资料所制订的预期治疗方案（图 3-8）。

三维 CT 扫描从最初的 CT 扫描数据中获取三维数据。这些图像能从各个方向描述骨折之间的关系（图 3-9）。

3. MRI　扫描 MRI 用于评估软组织损伤累及肩袖及肩关节周围的血管神经结构情况。MRI 同样可以用于肱骨头骨坏死的早期评估。

4. 动、静脉造影　当怀疑有血管损伤时就需要行静脉造影，因为即使末梢血供好也不能排除血管损伤。旋肱动脉伴随着肱深动脉并和腋动脉交通，共同滋养远端动脉。血管损伤更常见于有动脉粥样硬化的老年患者。静脉多普勒扫描能显示锁骨下或腋窝的可疑血管损伤。

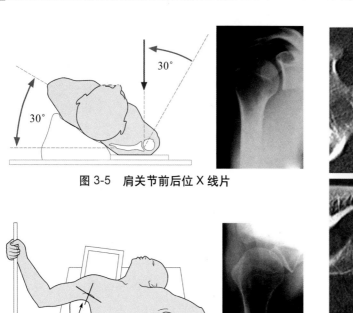

图 3-5　肩关节前后位 X 线片

图 3-6　肩关节轴位 X 线片

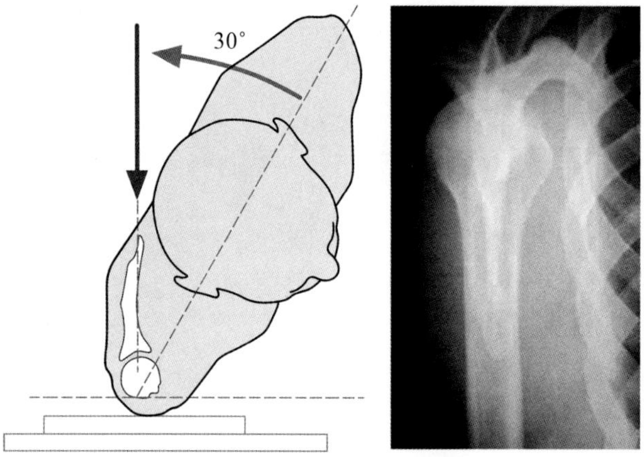

图 3-7　肩胛骨轴位 X 线片

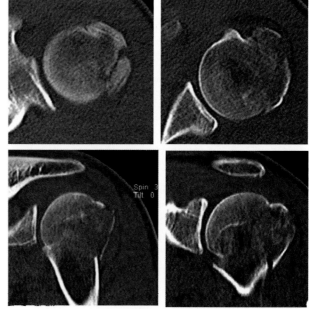

图 3-8　肱骨近端 CT 平扫

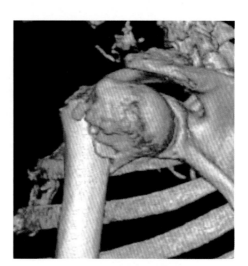

图 3-9　三维 CT 重建

（二）骨折分型

1. Neer 分型　对于肱骨近端骨折的分型，目前临床中 Neer 分型（图 3-10）被广泛接受。依据肱骨近端 4 部分理论（肱骨头、大小结节、肱骨干近端）和骨折移位情况进行分型。移位标准：以肱骨头为参照物来判定骨折的移位程度。参照肱骨头，骨折块≥ 45° 成角或骨折块间距离超过 1cm 时视为移位。此定义过于精确，显得较为教条，但在指导治疗上仍有参考价值。

（1）一部分骨折：是指一条或多条骨折线，但无骨折移位。

（2）二部分骨折：指肱骨近端四部分中，某一部分发生移位。临床常见外科颈骨折和大结节撕脱骨折，小结节骨折和单纯解剖颈骨折少见。①大结节骨折：多种暴力可引起大结节骨折，如肩猛烈外展、直接暴力等。骨折后主要由于冈上肌的牵拉可出现大结节向上、向后移位，骨折后往往合并肩袖肌腱或肩袖间隙的纵行撕裂。大结节撕脱骨折可以被认为是特殊类型的肩袖撕裂。②外科颈骨折：多发生于肱骨干骺端、大结节与小结节基底部。占肩部骨折的 11%，外科颈骨折由于远端胸大肌和近端肩袖牵拉而向前成角。临床根据移位情况而分为内收型骨折和外展型骨折。③解剖颈骨折：单纯解剖颈骨折临床少见，此种骨折由

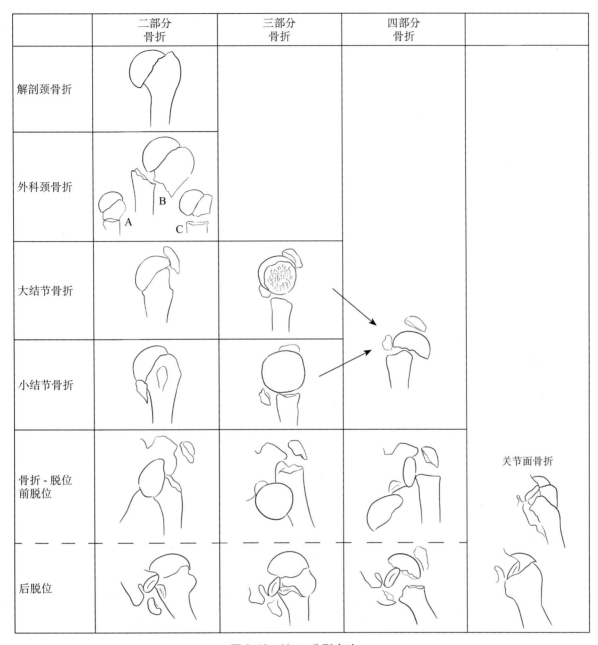

图 3-10　Neer 分型方法

于肱骨头血供破坏，造成骨折愈合困难、肱骨头坏死率高。④小结节骨折：单纯的小结节骨折少见，多数与外科颈骨折同时发生。

（3）三部分骨折：是 3 个主要结构骨折和移位，常见外科颈骨折合并大结节骨折并移位。三部分骨折时，肱骨头仍保留有较好的血供。

（4）四部分骨折：是 4 个解剖部位均有骨折和移位，是肱骨近端骨折中最严重的一种。肱骨头的解剖颈骨折使肱骨头血供系统破坏，肱骨头坏死率高。

2. AO 分型　肱骨近端 AO 分型是 AO 干骺端骨折分型方法中的例外。与 Neer 分型相比比较复杂，临床使用显得烦琐，但骨折移位包括了骨折的位置和移位方向，还注重了骨折块的形态结构，同时各亚型之间进行了相互参照和比较，对临床更具指导意义（图 3-11）。相比而言，Neer 分型虽然简单易操作，但是同一类骨折没有进一步的分型，对同一病例不同医师可能会有不同的诊断结果。

骨与节段	类型		
肱骨，近端	A	B	C
	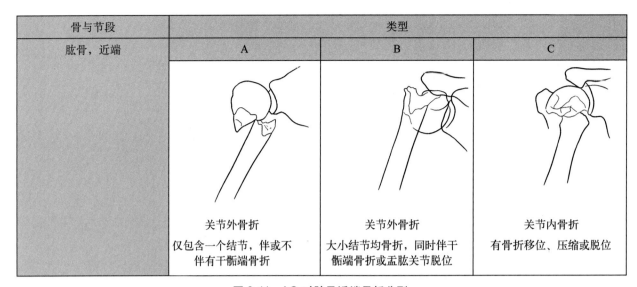		
	关节外骨折	关节外骨折	关节内骨折
	仅包含一个结节，伴或不伴有干骺端骨折	大小结节均骨折，同时伴干骺端骨折或盂肱关节脱位	有骨折移位、压缩或脱位

图 3-11　AO 对肱骨近端骨折分型

A 型 . 关节外一处骨折；B 型 . 关节外两处骨折；C 型 . 关节内骨折

　　（1）A 型骨折：关节外一处骨折，肱骨头血循环正常，因此不会发生头坏死，分为 3 个亚型（图 3-12）。A1 型骨折是累及大结节的骨折；A2 型骨折是干骺端嵌插骨折，有时也称为外科颈骨折；A3 型骨折是无嵌插（移位）的干骺端骨折，同样累及外科颈。

　　（2）B 型骨折：更为严重的关节外骨折，骨折发生在两处，在两条骨折线都没有波及关节面。肱骨头血液循环部分可受到影响，有一定的头坏死率（图 3-13）。B1 型骨折是干骺端（外科颈）有嵌插的骨折；B2 型骨折是干骺端（外科颈）有移位的骨折（此型骨折有移位且无嵌插，因此难以复位，常需要手术复位内固定）；B3 型骨折是伴有盂肱关节的脱位，并且有干骺端的移位。

　　（3）C 型骨折：关节内骨折，关节面同大小结节分离，或关节面的骨折。肱骨头血供常会受到影响，有较高的肱骨头缺血坏死的风险。C 型骨折即 Neer 分型的四部分骨折（图 3-14）。

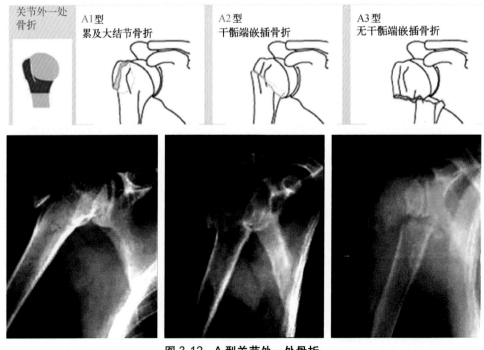

图 3-12　A 型关节外一处骨折

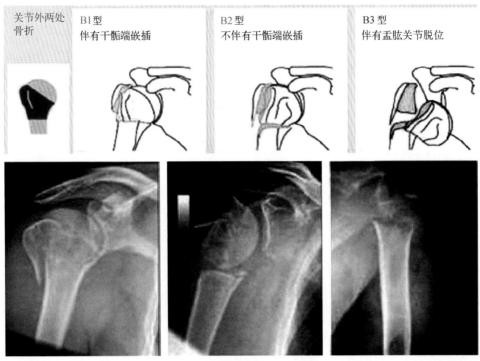

图 3-13　B 型关节外两处骨折

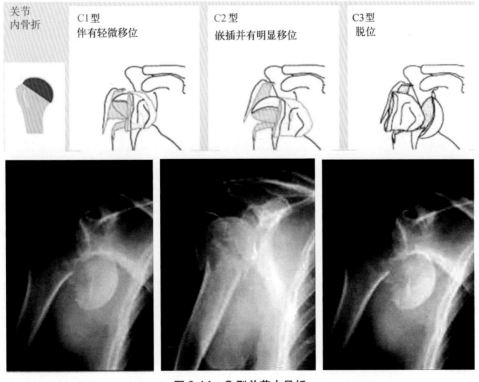

图 3-14　C 型关节内骨折

三、术 前 计 划

明确诊断，确定骨折的分型，决定是否手术、如何手术，做好详细的治疗计划（图3-15）。肱骨近端骨折常规行正侧位X线片和CT平扫加三维重建，可以更直观地了解骨折情况并进行骨折分型。

1.一部分骨折　骨折移位＜1cm时被认为是移位程度较小的骨折，这类骨折可能不会破坏肱骨头的血供。周围软组织（骨膜、关节囊、肩袖）包裹着骨折块使其接近解剖愈合。这类骨折的治疗优先考虑制动及早期的功能锻炼，以避免关节僵硬。若在受伤2周内开始进行物理治疗，功能恢复将得到改善。

2.二部分骨折　单纯累及肱骨结节的二部分骨折非常少见，通常多见于合并肩关节脱位。

（1）累及肱骨小结节的二部分骨折：通常多见于合并肩关节后脱位的骨折。移位骨折块通常需要切开复位内固定治疗。

（2）累及肱骨大结节的二部分骨折：通常多见于合并肩关节前脱位和肩袖纵向撕裂的骨折。当移位＞0.5cm或旋转＞45°时，需进行外科手术治疗以修复肩袖。

（3）累及肱骨外科颈的二部分骨折：分为稳定的嵌插骨折和不稳定的移位骨折。移位骨折的治疗包括切开复位内固定和经皮髓内钉固定术。

3.三部分骨折　包括肱骨头、肱骨干和一个结节的3个骨折块移位。因为剩余的结节骨折块无法对抗牵引，所以闭合复位很难实现。腋位X线片可很好地观察肱骨头关节面的旋转情况。切开复位并使用张力带固定对肩袖肌腱能起到很好的固定效果。对于伴有骨质疏松的老年患者，当内固定无法固定时，意味着必须选择假体置换。

4.四部分骨折　4个骨折块都移位，而关节面上没有软组织相连，这加大了肱骨头坏死的概率。部分学者认为假体置换是首选的治疗方法。无骨质疏松的患者或者肱骨头仍有软组织相连的外翻嵌插的四部分骨折是使用切开复位内固定术的指征。

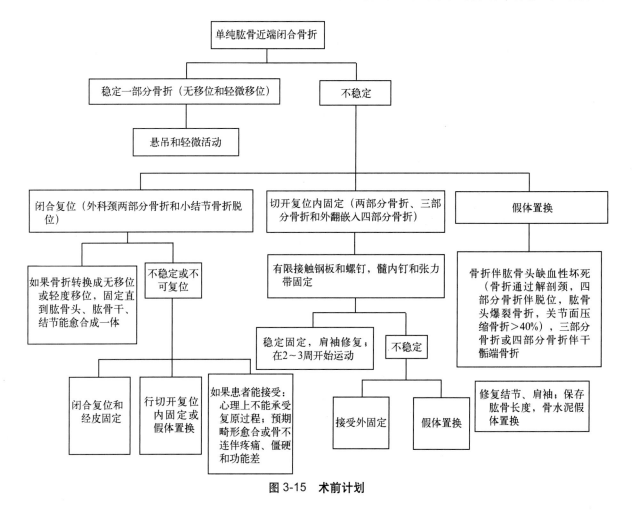

图 3-15　术前计划

5.肱骨头粉碎性骨折　最常用的治疗方法是肱骨头置换，但在骨折块较大或骨质良好的情况下也可尝试切开复位内固定术。关节压缩骨折通常伴随习惯性脱位，其稳定性取决于关节面的缺失比例。当关节面缺失＜20％时，固定后关节趋于稳定，然而当缺失≥40％时，则需要进行软组织移植或半肩关节置换。

（1）半肩关节置换手术适应证：①无法固定的三、四部分骨折，包括老年四部分骨折或伴脱位；②骨质疏松的三部分骨折；③肱骨头劈裂，累及≥40％的关节面；④解剖颈骨折；⑤肱骨头坏死；⑥患者活动度高（年龄＞70岁）；⑦还需要患者结节及肩袖结构完整。

（2）反式肩关节置换术适应证：①非重体力劳动；②严重骨质疏松；③肩袖功能障碍；④无法复位的大结节骨折；⑤肱骨近端陈旧性骨折不愈合（或合并骨缺损）；⑥半肩关节置换失败翻修；⑦三角肌功能正常且肩胛盂骨质良好。

四、手术操作与技巧

（一）肱骨近端骨折切开复位钢板内固定术

患者沙滩椅体位，躯干置于床的边缘，背后放一可透视软垫使患者身体向健侧倾斜（图3-16）。术中采用C臂机透视，透视前后位时，可旋转上臂多角度观察螺钉的长度。

三角肌胸大肌间隙入路：切口始于喙突与锁骨之间，以弧形向远端延伸到三角肌止点附着处。切开皮肤、皮下组织，头静脉的外侧钝性分离三角肌，头静脉和部分三角肌纤维一起向内侧牵开

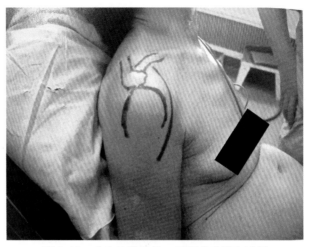

图 3-16　术中沙滩椅位，标记出肩峰和肱骨

以保护头静脉。切口远端，沿肱骨表面向外侧松解三角肌止点的前1/3；切口中部，在肱骨大结节嵴部松解胸大肌止点的上部，便于显露、复位和固定骨折块（图 3-17），术前应标记好腋神经走行的区域：肩峰下5cm处以远的宽2cm区域。

肱骨外科颈的两部分骨折可通过牵拉患肢进行复位，复位的标志有骨折线的对合和结节间沟。放置钢板，钢板的正确位置是大结节顶端下1cm，结节间沟外侧0.2～0.5cm（图 3-18）。一般先置入肱骨干端的拉力螺钉，将两部分骨折复位固定。置入锁定螺钉，螺钉长度固定在肱骨头关节面软骨下5～10mm处，该位置为骨密度最大处，抗拔出能力强。一般要上1～2枚肱骨距螺钉，以获得较强的内侧支撑力，防止术后肱骨内翻。肱骨头置入螺钉视骨质疏松情况而定，一般螺钉数量不少于5枚。

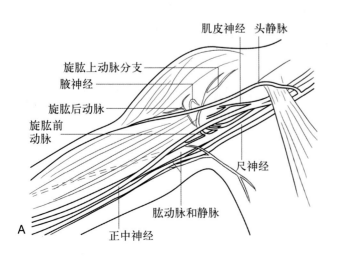

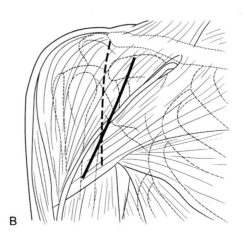

A

肌皮神经　头静脉
旋肱上动脉分支
腋神经
旋肱后动脉
旋肱前动脉
尺神经
肱动脉和静脉
正中神经

B

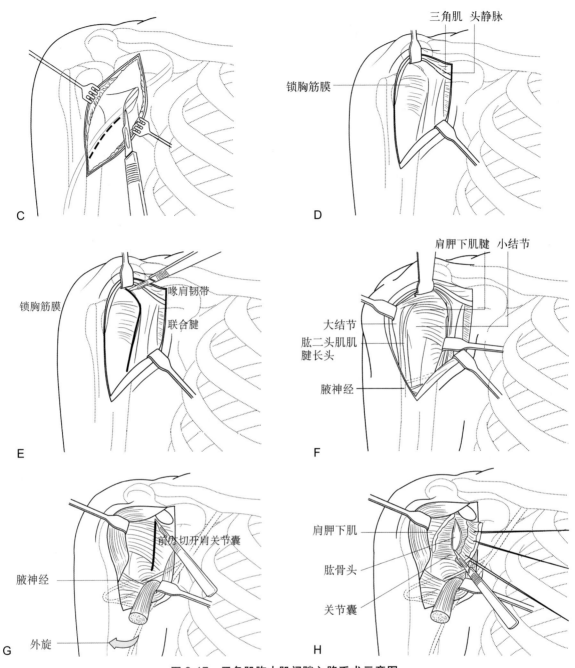

图 3-17 三角肌胸大肌间隙入路手术示意图

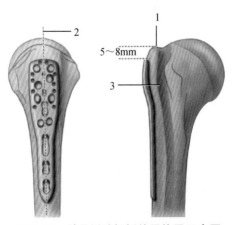

图 3-18 肱骨近端钢板放置位置示意图

肱骨近端的三部分骨折，可将三部分骨折转化成两部分骨折，具体方法是在大结节冈上肌肌腱、冈下肌肌腱止点处和小结节肩胛下肌止点处缝置粗的不可吸收线，向前牵拉系紧留置线，进行骨折的复位。尽量避免使用复位钳，以免使骨折块进一步粉碎。复位后可使用克氏针临时固定。放置钢板，利用拉力螺钉复位肱骨干和干骺端。透视检查肱骨的颈干角和肱骨头的旋转情况（图 3-19、图 3-20）。

肱骨近端的四部分骨折，同三部分骨折留置缝线，牵开大、小结节的骨折块后首先复位肱骨头骨块。可从上方向肱骨头内置入 2 枚克氏针，辅助复位肱骨头的旋转。肱骨头塌陷明显，可填充自体骨或者同种异体骨粒，然后将留置的缝线拉紧，复位大小结节骨块。

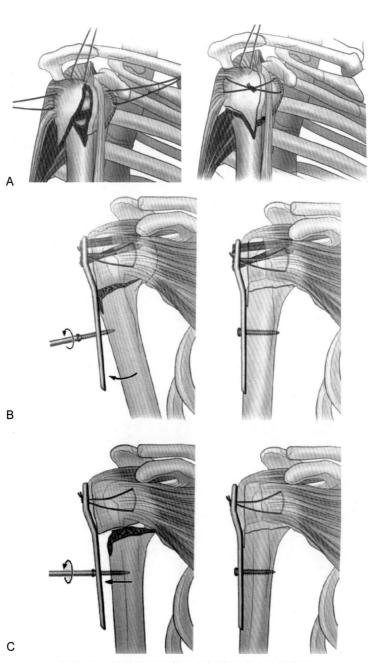

图 3-19　肱骨近端三部分骨折的手术方法示意图

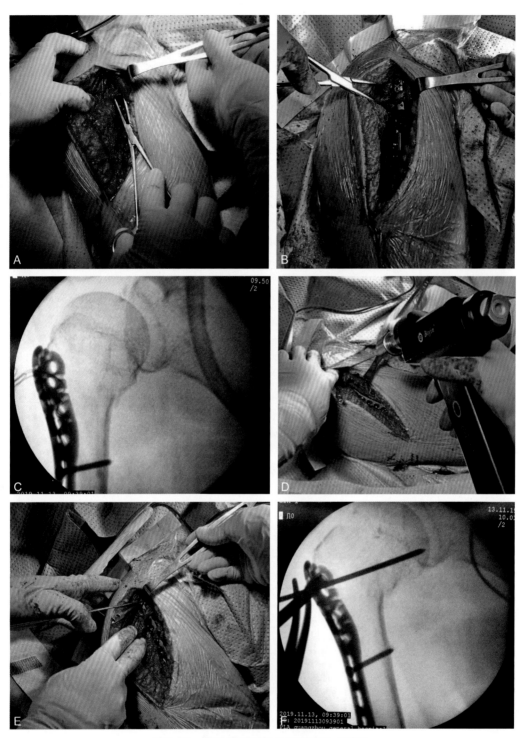

图 3-20　肱骨近端三部分骨折的手术过程

A. 术中注意保护腋神经；B. 将钢板放入合适位置；C. 术中透视确定钢板位置良好；D. 在钢板外向肱骨头打入克氏针；E. 利用克氏针恢复肱骨头的旋转和内翻畸形；F. 术中透视确定肱骨头位置良好

（二）肱骨外科颈骨折闭合复位髓内钉固定术

沙滩椅位，躯干置于床的边缘，背后放一软垫使患者稍微向对侧倾斜，肩后伸，使肱骨大结节从肩峰下移到肩峰前、喙肩韧带之下（图 3-21）。

在体表标记肩峰，从肩峰前缘向远端做 3cm 长纵切口，从上向下观察，该切口位于肱骨干髓腔投影上（图 3-22）。

切开皮肤、皮下组织、三角肌筋膜，纵行劈开三角肌纤维，显露喙肩韧带；切开少许喙肩韧带，手指钝性分离肩峰下滑囊，显露肱骨大结节和肩袖。髓内钉入钉点位于大结节的内侧、结节间沟的外侧，在进针点置入克氏针，透视确认进针点的位置（图 3-23）。

沿克氏针导针置入开口锥，在肱骨近端开口。辅助牵引复位，注意恢复成角和旋转移位，在透视下使导针通过骨折断端。髓内钉末端位于肱骨远端 16mm 以上，测量髓内钉长度。逐级扩髓，达到适当直径，通常比所选用的髓内钉直径大 1.0 ～ 1.5mm，注意扩髓时应保护肩袖结构。插入髓内钉后应透视确定髓内钉尾端的位置，必须将髓内钉尾端完全插入肱骨大结节顶点水平以下，否则会造成肩袖的损伤。先完成远端锁定，在透视下进一步调整骨折复位情况，纠正旋转畸形。完成复位后，轻轻回敲插入手柄，使骨折断端接触并加压；在手柄上连接瞄准器，通过瞄准器锁定近端螺钉。由于肱骨近端钉的特殊设计，其近端有不同的固定方式，如螺旋刀片或者多平面锁定等方式。在内侧皮质完整性被破坏时，应当置入肱骨距螺钉，获得较好的内侧支撑，避免术后的内翻和塌陷。远端锁定的位置，以通过肱二头肌肌腹为佳，偏内则损伤肱动脉，偏外则损伤桡神经。

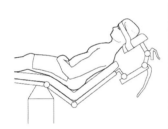

X 线透视下复位

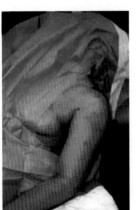

图 3-21　术中沙滩椅位示意图

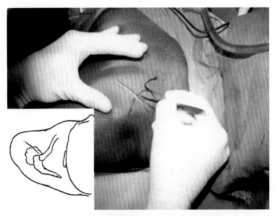

图 3-22　肩峰前缘入路皮肤切口

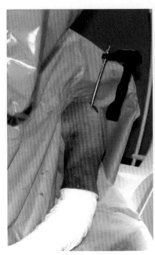
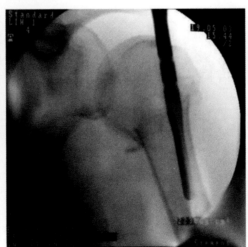
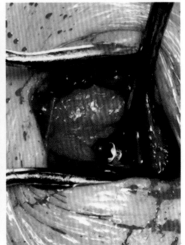

图 3-23　术中入钉点大结节的内侧、结节间沟的外侧

（三）肱骨近端骨折肩关节置换术

1. 人工肱骨头置换术　沙滩椅位，将手术床头端抬起，尾端沉下，患者坐靠在40°～50°手术床上，髋关节、膝关节轻度屈曲。上肢放置在臂拖上，方便术中调节上肢的位置（图3-24）。胸大肌三角肌间隙入路显露肱骨近端骨折（图3-25）。将大小结节分别用不可吸收线缝合标记，并向内外侧牵开，显露肱骨头和关节盂。取出粉碎的肱骨头。修整肱骨近端，髓腔锉轻度扩髓。在肱骨近端皮质内钻孔，骨孔内穿入钢丝或不可吸收线，以便固定大小结节（图3-26）。

将骨水泥注入肱骨近端髓腔，插入合适假体。肱骨头后倾25°～40°。假体柄深度合适，太深将减少肱骨的长度，缩短三角肌的有效长度，允许肱骨头下有放置大小结节的空间，保持肱二头肌合适的张力。将预留在肱骨干上的钢丝或不可吸收线，分别穿过大小结节并收紧，将大小结节与肱骨端和假体固定在一起，形成一个整体（图3-27～图3-28）。

取出肱骨头内骨松质植入骨折间隙，用不可吸收线修复肩袖。术后尽早活动患肢，术后第2天即可在辅助下做伸屈运动。术后4～6周开始主动锻炼。

2. 反式肩关节置换　在初次肩关节置换中很少应用，多为终极治疗。任何原因导致的肩袖功能丧失，或者手术中无法重建大小结节和肱骨干及假体连接的病例，即无法修复肩袖的情况下，可采用反式肩关节置换。反式肩关节置换的并发症较多，假体使用寿命有限，应严格手术适应证。主要手术步骤见图3-29～图3-34。

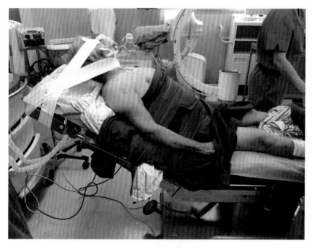

图3-24　沙滩椅位

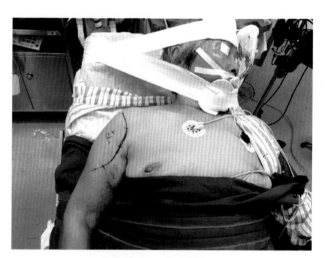

图3-25　手术切口

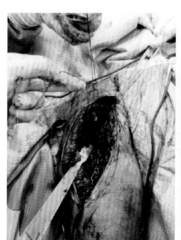
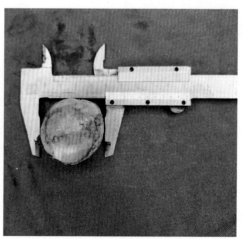

图3-26　标记大小结节及冈上肌肌腱，测量肱骨头大小

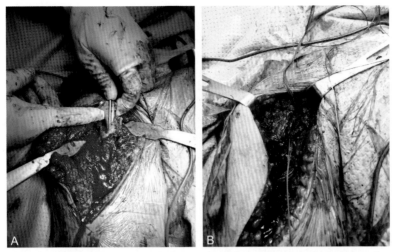

图 3-27　确定假体柄深度合适，将大小结节上的钢丝和假体绑合在一起

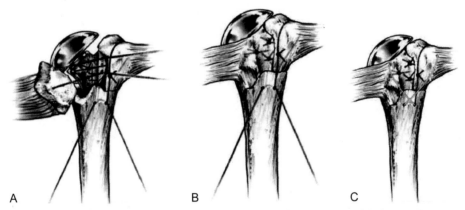

图 3-28　调整假体柄深度并标记刻度，将大小结节及冈上肌肌腱缝合于假体上
A. 分别于大结节、小结节、肱骨远端植入肌腱缝线；B. 拉紧骨折块于假体表面；C. 将缝合线打结固定

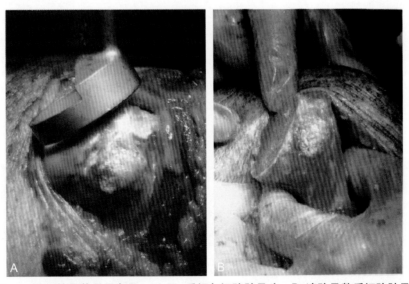

图 3-29　A. 插入肱骨截骨导向器，以 0° 后倾角切除肱骨头；B. 清除骨赘后切除肱骨头

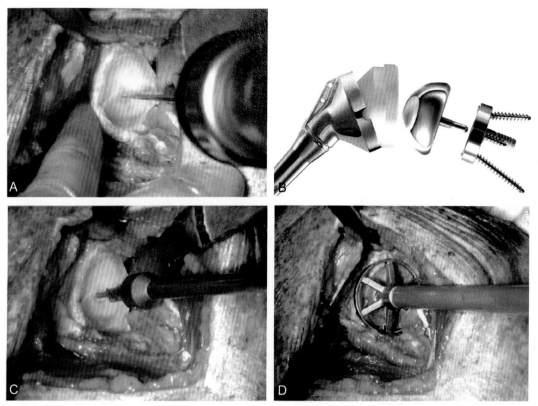

图 3-30　A. 在肩胛盂下方 19mm、后缘前方 13mm 处打入导针；B.Delta 假体，从左至右为肱骨柄、聚乙烯杯、肩胛盂球部和金属基座；C. 通过导针插入阶梯钻头；D. 尽可能少地磨锉肩胛盂，保留肩胛盂骨量

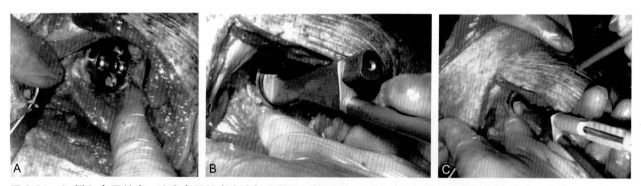

图 3-31　A. 插入金属基座，注意金属基座应该与肩胛盂下缘平齐；B. 钻头导向器与肩胛骨的腋缘成一直线；C. 直接用手触摸，确认下方骨孔的位置

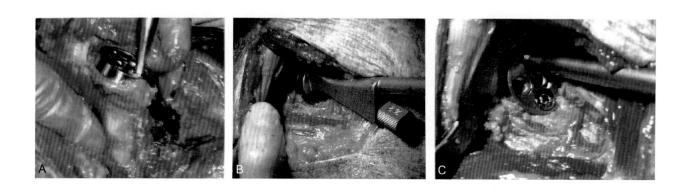

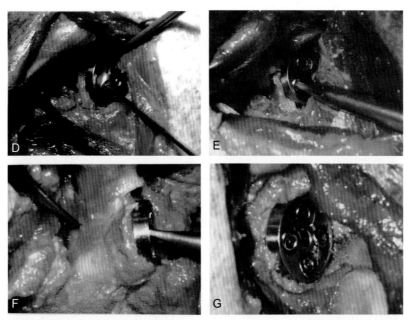

图 3-32　A. 金属基座下方螺钉在肩胛骨腋缘的理想位置；B. 用角度固定的钻头导向器钻金属基座上方的孔；C. 拧入上方的螺钉；D. 用普通钻头导向器钻前方孔；E. 拧入前方螺钉；F. 前方螺钉的理想位置是从肩胛下窝的深部穿出；G. 4 枚螺钉全部拧入金属基座

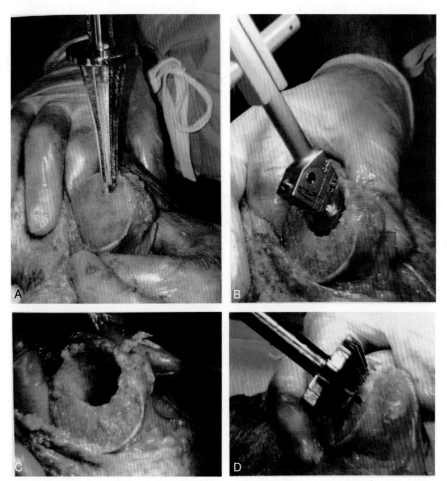

图 3-33　A. 肱骨扩髓的开口偏外；B. 扩髓后的肱骨；C. 肱骨侧选择的是 36mm 的假体，将 0° 后倾角的干骺端扩髓导向器插入至相应深度；D. 通过导向器进行干骺端扩髓

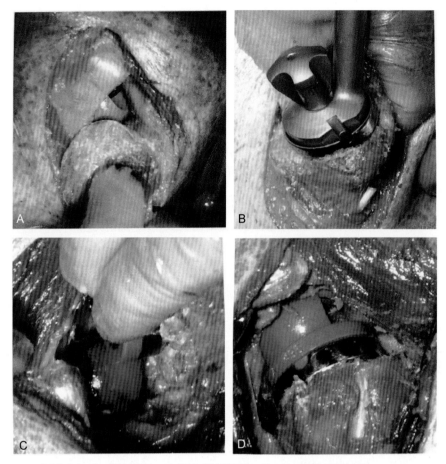

图 3-34　A. 复位肱骨；B. 插入肱骨试模；C、D. 复位假体试模

五、常见并发症

1.骨不连　肱骨近端骨折出现骨不连的原因包括不适当的固定和制动、骨折断端的牵引、软组织的嵌入和骨坏死。骨不连通常发生于肱骨外科颈二部分骨折的患者。骨折的治疗目的在于对骨折块进行解剖复位和坚强固定，如果无法实现，关节置换可作为另一种选择。

2.畸形愈合　通常与肩关节的僵硬和活动范围受限有关。无论是松解周围的软组织还是用截骨术以恢复正常解剖结构，治疗的主要目的还是纠正根本的畸形。当发展为创伤性关节炎或纠正后仍存在游离骨块时，则需行半肩关节置换或全肩关节置换术。

3.缺血性坏死　通常发生于三部分骨折或四部分骨折，无论是行闭合复位或切开复位术，肱骨头的血供都会受到影响。弓形动脉是旋肱前动脉升支的延续，是肱骨头血供的主要来源。使用钢板和螺钉的开放性手术扩大了软组织的剥离，发生缺血性坏死的概率更高。治疗缺血性坏死通常以临床表现为依据，临床表现多见于缺血导致的肱骨头塌陷，引起创伤性关节炎和萎缩性疼痛。

4.神经损伤　骨折移位或在切开复位内固定过程中对肌腱联合的过度牵拉容易引起肌皮神经的损伤。症状主要表现为上臂外侧皮肤的麻木和刺痛，这个部位主要由肌皮神经的终支和皮神经的侧支支配。放置钢板过程中亦可损伤腋神经，主要表现为臂不能外展，上臂旋外力量减弱，肩部及臂外侧去皮肤感觉障碍，损伤后期出现三角肌萎缩，肩部骨突耸出，呈现"方肩"畸形。

5.异位骨化　相关危险因素有：推迟手术超过 7 天，软组织损伤程度，以及中枢神经的损伤。对于高危险因素病例，可以在术后口服吲哚美辛 25mg，3 次 / 天。Neer 报道了一组三、四部分骨折共 117 个病例，异位骨化发生率为 12%。

六、典型病例与专家点评

[病例 1]　郭某，老年女性，跌伤致右侧肱骨近端骨折。行右侧肱骨切开复位钢板内固定术。术前、术后 X 线片如图 3-35 所示。

★**专家点评**：老年女性，68 岁，未见明显骨质疏松，Neer 分型 II 型，累及肱骨外科颈的嵌插骨折，骨折稳定，本病例采用切开复位近端钢板内固定术。

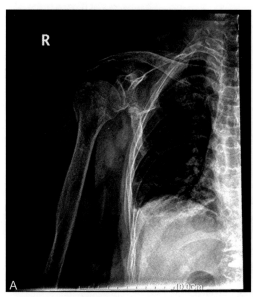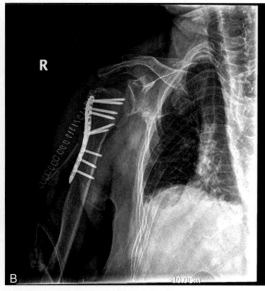

图 3-35　右侧肱骨切开复位钢板内固定术的术前（A）、术后 X 线片 (B)

[病例 2]　黄某，老年女性，跌伤致左侧肱骨近端骨折。行左侧肱骨切开复位植骨钢板内固定术。术前、术后 X 线片如图 3-36 所示。

★**专家点评**：老年女性，86 岁，骨质疏松，Neer 分型 II 型，累及肱骨解剖颈的骨折，骨折移位明显，本病例采用切开复位植骨近端钢板内固定术。由于骨质疏松明显，近端肱骨头内骨量少，置入异体骨增加螺钉的把持力和稳定性。

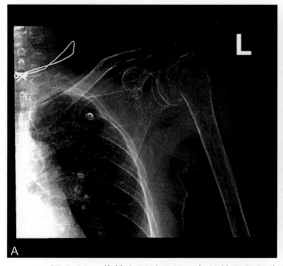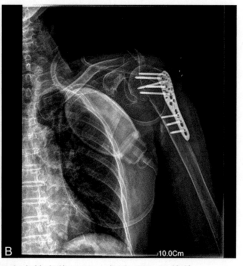

图 3-36　黄某左侧肱骨切开复位植骨钢板内固定术的术前（A）、术后（B）X 线片

[病例3]　凌某，老年女性，跌伤致左侧肱骨近端粉碎性骨折。行左侧肱骨切开复位植骨钢板内固定术。术前、术后X线片如图3-37所示。

★专家点评：老年女性，81岁，骨质疏松，

Neer分型Ⅲ型，累及肱骨外科颈和小结节的三部分骨折，骨折移位明显。本病例采用近端钢板固定术，术中将小结节复位用不可吸收线固定于钢板上。

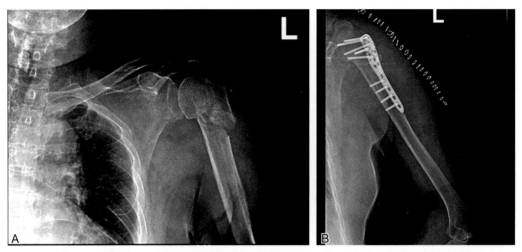

图3-37　凌某左侧肱骨切开复位植骨钢板内固定术的术前（A）、术后（B）X线片

[病例4]　陈某，中年女性，车祸致肱骨近端粉碎性骨折。行右侧肱骨切开复位钢板内固定术。术前、术后X线片如图3-38所示。

★专家点评：中年女性，44岁，暴力外伤所致肱骨近端粉碎性骨折，Neer分型Ⅳ型，累及肱

骨外科颈、大小结节的四部分骨折，骨折移位明显。本病例采用切开复位近端钢板固定术，术中将大小结节复位，纠正内翻和旋转畸形，注意肱骨距的复位使其获得有效的支撑，避免内翻。

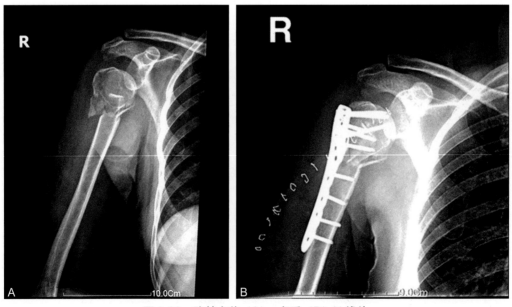

图3-38　陈某术前（A）、术后（B）X线片

[病例5]　李某，老年女性，摔伤致右侧肱骨近端粉碎性骨折。行半肩关节置换术。术前、术后X线片如图3-39所示。

★专家点评：老年女性，82岁，严重骨质疏松，肱骨近端粉碎性骨折，Neer分型Ⅳ型，肱骨头塌陷。如果采用近端钢板固定术，术后内固定失效风险高，而且术后需肩关节外展支架辅助固定8周。本病例采用肱骨头置换术，采用骨水泥型肱骨头，术后3天即可开始功能锻炼。

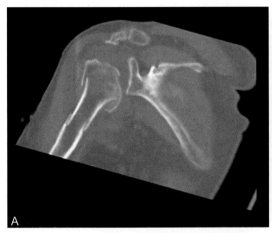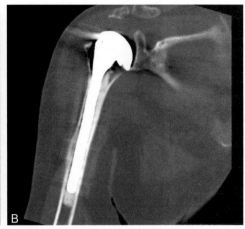

图3-39　李某术前（A）、术后（B）CT片

[病例6]　陈某，中年男性，跌伤致左侧肱骨近端粉碎性骨折。行肱骨近端切开复位内钢板固定术。术前、术后X线片如图3-40所示。

★专家点评：中年男性，48岁，外伤致肱骨近端粉碎性骨折，肱骨大小结节和解剖颈都有累及，考虑患者年龄因素，肱骨头置换术不合适，采用钢板固定术。

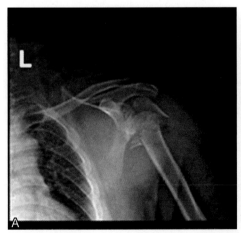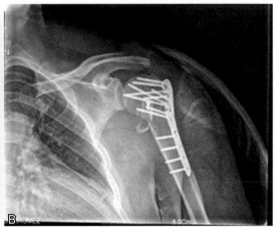

图3-40　陈某术前（A）、术后（B）X线片

[病例7]　患者，老年女性，68岁，跌倒致右侧肱骨近端粉碎性骨折（四部分骨折），行肱骨近端钢板固定术（图3-41），术后2年肱骨头坏死，行反式肩关节置换术（图3-42）。

★专家点评：老年女性，肱骨近端粉碎性骨

折内固定术后2年，肩关节持续疼痛，X线片提示肱骨头坏死，关节盂增生性骨性关节炎表现。单纯肱骨头置换不能缓解疼痛，行反式肩关节置换术。术后3天患者可以开始康复训练。

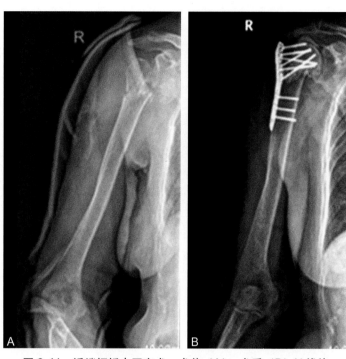

图3-41　近端钢板内固定术，术前（A）、术后（B）X线片

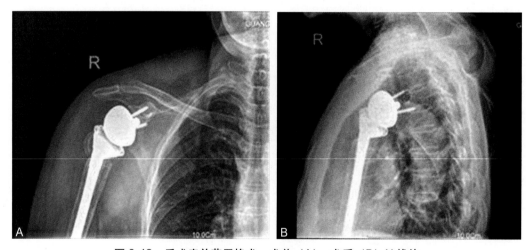

图3-42　反式肩关节置换术，术前（A）、术后（B）X线片

[病例8]　黄某，老年男性，跌伤致左侧肱骨近端粉碎性骨折，行髓内钉固定术（图3-43）。

★专家点评：老年男性，肱骨近端四部分骨折，首选钢板固定。此病例采用髓内钉固定，虽取得良好效果，但闭合复位难度较大，大小结节靠锁定钉固定效果不能确定，术后需做CT三维重建确定手术效果。

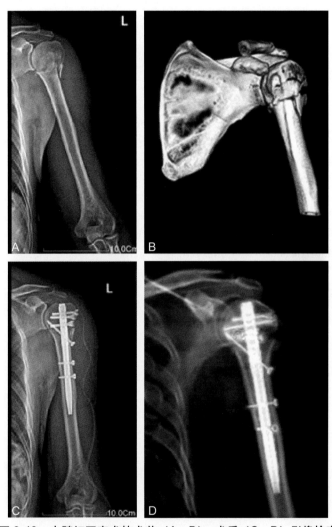

图3-43　内髓钉固定术的术前（A、B）、术后（C、D）影像检查

（吴　优　夏远军　尹庆水）

参 考 文 献

陈春林，郭克淼，汤文卫，等．2010.锁定加压接骨板在肱骨近端骨折治疗中的应用 [J].中国骨与关节外科，3(6)：484-486.

黄强，王满宜，荣国威．2005.复杂肱骨近端骨折的手术治疗 [J].中华骨科杂志，25(3)：159-164.

黄伟弘，倪卫东，宋昭君，等．2013.PHILOS锁定钢板治疗肱骨近端骨折的临床疗效观察 [J].第三军医大学学报，35(19)：2101-2104.

姜保国，陈建海．2012.肱骨近端骨折的治疗 [J].北京大学学报（医学版），44(6)：821-823.

冷昆鹏，张殿英．2014.肱骨近端骨折分型的现状 [J].中华肩肘外科电子杂志，4(2)：111-113.

唐佩福，王岩，张伯勋，等．2014.创伤骨科手术学，84-108.

吴晓明，王秋根，高伟，等．2010.Grammont反置式人工肩关节设计理念及其临床应用 [J].中华关节外科杂志（电

子版), 4(1): 112-119.

余磊 , 吴众 . 2014. 肩关节置换术治疗肱骨近端骨折的研究进展 [J]. 医学综述 , 20(21): 3926-3929.

章莹 , 夏虹 , 尹庆水 . 2018. 创伤骨科学精要 [M]. 北京 : 科学出版社 .

Bucholz R W. 2010.Rockwood and Green's Fractures In Adults[M].7th ed. Philadephia: Lippincott Williams & Wikins, 1018.

Canale S T. 2012. Campbell's operative orthopaedics.12th ed. Elesvier mosby. 2856.

Fjalestad TI, Hole MØ, Hovden I A, et al. 2012. Surgical treatment with an angular stable plate for complex displaced proximal humeral fractures in elderly patients: a randomized controlled trial [J]. J Orthop Trauma, 26(2):98-106.

Flatow E L, Harrison A K, 2011. A history of reverse total shoulder arthroplasty [J].Clin Orthop Relat Res, 469(9): 2432-2439.

Koval K J, Zuckerman J D, 2006. Handbook of Fractures 3rd Edition[J]. Lippincott Williams & Wilkins, 173.

Koval K J, Zuckerman J D, 2006.Handbook of Fractures 3rd ed[J].Lippincott Williams & Wikins, 166.

Morrey B F. Master Techniques in orthopacdic Surgery:
Fractures.3rd ed. Lippincott Williams &Wilkins, 2013: 151.

Olerud P, Ahrengart L, Ponzer S, et al. 2011. Internal fixation versus nonoperative treatment of displaced 3-part proximal humeral fractures in elderly patients: a randomized controlled trial [J]. J Shoulder Elbow Surg, 20(5): 747-755.

Rangan A, Handoll H, Brealey S, et al. 2015. Surgical vs nonsurgical treatment of adults with displacedfractures of the proximal humerus: the PROFHER randomized clinical trial [J].JAMA, 313(10): 1037-1047.

Tossy J D, Mead N C, Sigmond H M. 1963. Acromioclavicular separations: useful and practical classification for treatment[J]. Clin Orthop Relat Res, 28: 111-119.

X B, Wang X M, Yang Y G, et al. 2015. Case-control study on shoulder pain caused by hook plate for the treatment of acromioclavicular joint dislocation[J]. Zhongguo Gu Shang /China J Orthop Trauma, 28(6): 491-495. Chinese with abstract in English.

Zanca P. 1971. Shoulder pain: involvement of the acromioclavicular joint (Analysis of 1, 000cases) [J]. Am J Roentgenol Radium Ther NuclMed, 112(3): 493-506.13.

第4章

肱骨干骨折

肱骨外科颈下 2cm 至肱骨髁上 2cm 范围内的骨折称为肱骨干骨折，约占所有骨折的 3%。肱骨干骨折多发生于老年人，以高处坠落伤较常见，年轻患者发生此类骨折多见于穿透伤及高能量损伤。

一、解剖学特点

肱骨干为一长管状骨，临床上分上、中、下三段。中上 1/3 是圆柱形，管腔呈圆形，前外侧皮质较粗处是三角肌粗隆，有三角肌附着，使上臂外展。前侧有胸大肌附着，胸大肌止于肱骨大结节嵴，使上臂内收内旋；背阔肌、大圆肌由背部绕过内后侧到上 1/3 前内侧，背阔肌止于肱骨小结节嵴及肱骨前后的肱二头肌、肱三头肌、喙肱肌及肱肌等，使上臂内旋。中 1/3 以下逐渐变细、变扁，并稍向前倾，管腔呈三角形。中下 1/3 后外侧有桡神经沟，肱深动脉、桡神经在沟的下方，紧贴着骨干走行。所以，肱骨干靠近这个部位的骨折，容易损伤桡神经。以上各肌肉部位、附着点的不同，牵拉作用力不一，所以在不同平面的骨折，不同的骨折类型及暴力方向，可以引起各种骨折移位。①肱骨干上段骨折在三角肌止点以上的位置，近骨折段因胸大肌、大圆肌、背阔肌的牵拉而向前、向内；远骨折段因三角肌的牵拉向上、向外重叠移位。②肱骨干中段骨折在三角肌止点以下的位置，近骨折段受三角肌的牵拉而向外、向前，骨折远端受肱三头肌和喙肱肌、肱二头肌的牵拉而向上移位。③肱骨干下段骨折的移位方向，因受伤时前臂和肘关节的位置不同而

有差异。

特殊的体表标志：①喙突，于锁骨下方约 2.5cm、锁骨下凹最深处，用手指向后、向外触诊即可触及喙突；②肱骨外上髁，是肱骨下端外侧的一个隆起，直接位于皮下，易触及；③肱二头肌外侧沟，位于肱二头肌长头外侧缘，屈肩、屈肘时此沟轮廓较清楚；④肩峰，为一矩形的骨性突起，为肩部的最高点，在体表容易定位；⑤鹰嘴窝，位于肱骨远端的后侧，因有脂肪组织充填并被肱三头肌及其腱膜覆盖，体表不易触及，伸直肘关节时，此窝被尺骨鹰嘴占据。

二、影像学评估与骨折分型

（一）肱骨正、侧位 X 线片

常规检查，了解骨折的部位、形态及移位程度。X 线拍摄范围应包括肩、肘关节。对于粉碎性骨折或骨折移位程度严重的患者，牵引下摄片可能有所帮助。对于部分病例，拍摄对侧肱骨全长 X 线片有助于制订术前计划。

（二）CT、MRI 检查

CT 扫描不常用。但对于复杂的肱骨干骨折，CT 扫描可以提供更为准确的信息，在判断骨折移位程度、方向，是否合并肱骨近、远端骨折及骨折脱位方面有很大帮助。此外，对于病理性骨折，一些特殊的检查如放射性核素骨扫描、CT 或 MRI 检查，有助于确定病变范围。

（三）骨折分型

肱骨干骨折的常用分型为 AO 分型，根据骨折的形态将骨折分为 A、B、C 3 个基本类型。A

型为简单骨折，只有一条骨折线，其下再分为 3 组，其中 A1 型为螺旋形骨折，A2 型为斜行骨折，A3 型为横行骨折。B 型为楔形骨折，有 3 个以上的骨折块，复位后主要骨折块之间有接触，其中 B1 型存在螺旋楔形骨片，B2 型存在折弯楔形骨片，B3 型存在碎裂楔形骨片。C 型为复杂骨折，有 2 个以上的骨折块，复位后主要骨折块之间没有接触，其中 C1 型两端的主骨块为螺旋形复杂骨折，C2 型为多节段复杂骨折，C3 型为不规则形粉碎性骨折。自 A 型至 C 型手术难度逐渐加大（图 4-1）。

三、术前计划

明确诊断，确定骨折分型，判断手术指征及手术方式。

手术指征：肱骨干多节段骨折；病理性骨折；"漂浮肘"；骨折线延伸至肩、肘关节；严重的开放骨折、合并血管神经损伤；双侧肱骨干骨折；伴同侧下肢骨折；伴颅脑、胸外伤；手法复位后短缩仍 > 3cm、旋转畸形 > 30°、成角畸形 > 20°；过度肥胖；巨大乳房者；帕金森病患者。

通常肱骨干骨折可借助 X 线片进行诊断及分型。必要时可行 CT 检查。目前钢板接骨术仍是肱骨干骨折固定的"金标准"。钢板固定可用于近端及远端延长的骨折和开放性骨折。有些学者提倡使用微创接骨板接骨术（minimally invasive plate oseoynthesis，MIPO）技术治疗严重粉碎性肱骨干骨折。MIPO 技术通常是将钢板置于肱骨前侧，从而保护位于后方的桡神经，取得了良好的疗效。而钢板和髓内钉的选择，目前并没有确切的定论，两种方法各有优缺点，无论采用哪种手术方式，都应注意手术中细节，以避免并发症的出现。

简单的肱骨干 A 型骨折，可采用钢板内固定、微创经皮钢板内固定、带锁髓内钉固定。钢板可采用锁定加压接骨板，也可采用非锁定钢板。建议尽量使用锁定钢板，钢板可置于肱骨干前侧。对于骨质疏松、骨不连及 AO 分型中 B 型或 C 型患者，建议尽量使用锁定钢板内固定，也可采用微创经皮钢板内固定及带锁髓内钉固定；对于分段骨折、中上 1/3 交接点骨折、病理性骨折、软组织覆盖不良的骨折、肥胖患者的骨折及某些多发伤患者的骨折，目前倾向于采用坚强的锁定髓内钉直行置入。

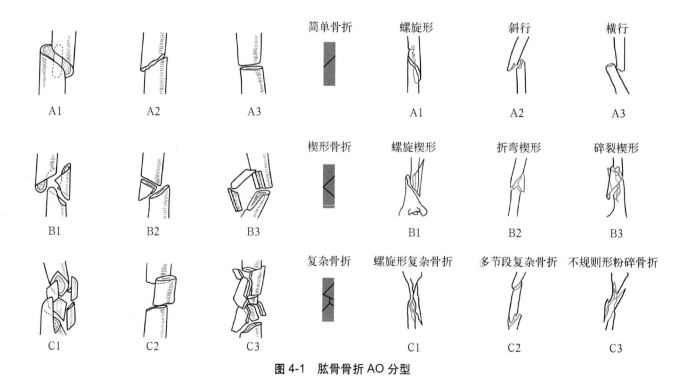

A1　　A2　　A3　　简单骨折　螺旋形 A1　斜行 A2　横行 A3

B1　　B2　　B3　　楔形骨折　螺旋楔形 B1　折弯楔形 B2　碎裂楔形 B3

C1　　C2　　C3　　复杂骨折　螺旋形复杂骨折 C1　多节段复杂骨折 C2　不规则形粉碎骨折 C3

图 4-1　肱骨骨折 AO 分型

肱骨干骨折最容易损伤的神经是桡神经，桡神经在肱骨干中段从后方绕过肱骨，并在上臂远端向前穿过外侧肌间隔，位置相对固定。通常桡神经损伤表现为运动性麻痹，低能量损伤可 100% 得到修复，高能量损伤者恢复率为 33%。如果是开放性肱骨干骨折伴有桡神经麻痹，那么在对伤口冲洗清创的过程中就应对其进行探查。如果发现神经是完好的，只需在骨折愈合过程中进行观察即可。如果有证据表明，桡神经被骨折断端刺穿或夹在两断端之间，则需要早期探查。伴有桡神经麻痹的患者，如果其肱骨干骨折有明确的手术指征，应在固定骨折的同时进行神经探查。肱骨干中段和中下段骨折最常并发桡神经麻痹，在横行骨折和螺旋形骨折中更常见。桡神经完全断裂多发生于肱骨开放性骨折，需要神经修复或移植；大多数神经麻痹发生于闭合性骨折，可自行恢复而无须治疗（图 4-2）。

四、手术操作与技巧

（一）钢板接骨术

1. 可采用全身麻醉或臂丛麻醉，若采用前外侧入路，患者取仰卧位，伤侧肩部稍垫高，伤肢放于胸前，也可患肢外展 60° 置于可透视的桌面；

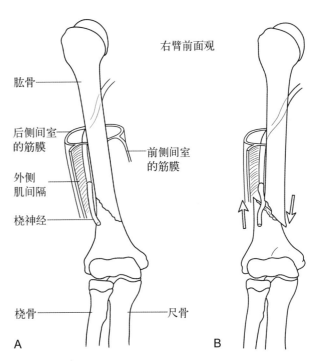

图 4-2　桡神经损伤示意图

A. 桡神经在上臂的下 1/3 处穿过外侧肌间隔的时候活动度最小；B. 典型的斜行骨折向外侧成角，骨折远端向近端移位。桡神经被外侧肌间隔固定在骨折近端，在尝试进行闭合复位时，桡神经被嵌顿在两骨折断端之间

若采用改良后侧入路及远端外侧入路，患者可取侧卧位（图 4-3）。

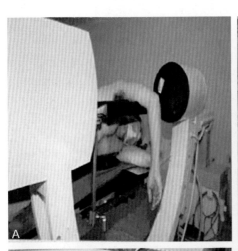
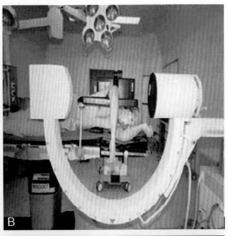
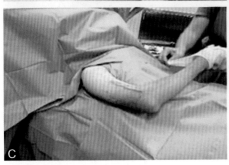
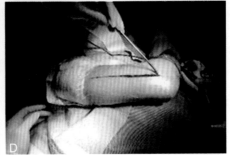

图 4-3　取侧卧位时，腋下垫软枕，患肢肘屈曲，置于托架上；C 臂机辅助透视取仰卧位时，患肢置于胸前，注意止血带的位置，不应影响手术切口

2. 中部、近端 1/3 的骨折通常以前外侧入路（肱肌劈开入路）为佳。后侧入路（肱三头肌劈开入路或改良的后侧入路）适用于肱骨干中部或累及远端 1/3 的骨折。也可使用内侧入路，但较少使用。手术入路的选择主要依据骨折的解剖情况和手术医师的习惯。前外侧入路最常用，可以显露整个肱骨干，向近端、远端均可延伸，该入路在肱二头肌和肱肌隆起的外侧，在外侧肌间隔的前方剥离肱肌止点，并非一定要分离显露桡神经，但在切口远端应避免前臂外侧皮神经的损伤。后入路可显露肱骨的下 3/4 部分，常用于肱骨的下 1/3 骨折，这个部位肱骨相对扁平，很适合放置钢板，但桡神经很容易受损，必须仔细辨认并予以保护；患者取俯卧位时，入路较为容易，有时也取侧卧位。皮肤切口位于上臂后侧正中，在浅层可分开肱三头肌的内外侧头，在深层需劈开中间头，认清神经沟中的桡神经和肱深动脉。各种方式入路的优缺点见表 4-1。

3. 在近端进行范围较宽的皮肤准备和铺单以使用无菌止血带，选择前外侧入路时且患肢外展时不使用止血带，因可能会妨碍手术。

4. 前外侧入路以骨折部位为中心，做上臂前外侧纵切口，显露三角肌、肱二头肌和肱三头肌，并从肱二、三头肌间隙纵行分开肌肉，显露骨折断端。中下 1/3 骨折应显露并保护桡神经。改良后侧入路中剥离肱三头肌筋膜至肌间后，识别下方的臂外侧皮神经，随其近端向上行可见其在穿

表 4-1 各种入路优缺点

骨折位置	手术入路	注意点和缺陷
近端	胸三角肌入路	腋神经 三角肌附着 旋肱前动脉
中部（近端）	前外侧入路（胸三角肌入路的远端延伸，劈开肱肌）	桡神经（远端位于肱肌和肱桡肌之间）劈开肱肌
中部（远端）	后侧入路（肱三头肌切开）	桡神经 通过切开肱三头肌可能无法充分显露骨折近端
远端	后侧入路（肱三头肌切开或部分切开）	桡神经
扩展	胸三角肌的前外侧扩展切口 后方肱三头肌游离	腋神经，桡神经，尺神经（内侧显露时） 桡神经/尺神经

出肌间隔的位置并入桡神经，该位置通常在止血带水平，识别桡神经。两种入路如图 4-4、图 4-5 所示。

5. 对骨折部位进行清理后，可置入 1 枚或 2 枚拉力螺钉作为临时固定。对于横行骨折，拉力螺钉固定较为困难时，可使用加压钢板，或使用小骨块钢板（Eglseder 手术方法）作为临时固定，然后用钢板固定。

6. 对简单骨折，选择合适长度的窄动力加压钢板，预弯后在骨折断端形成均匀的加压；对长斜行

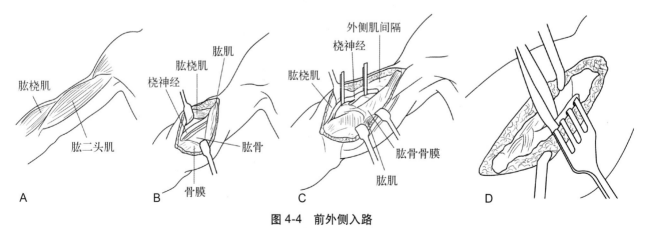

图 4-4 前外侧入路

A. 肱骨外上髁与三角肌粗隆间连线为切口体表投影；B. 前外侧入路局部解剖；C. 找到肱肌与肱桡肌间隙；D. 向内牵开肱二头肌、肱肌及前臂外侧皮神经，在远端间隔内找到桡神经，橡皮条牵开保护

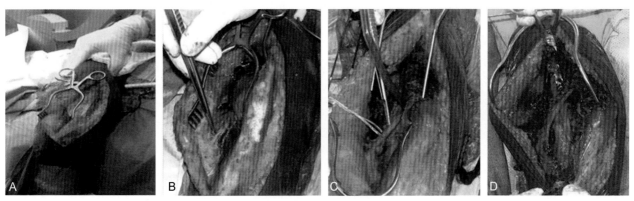

图 4-5　改良后侧入路

A. 剥离肱三头肌筋膜至肌间后；B. 识别下方的臂外侧皮神经；C. 随其近端向上行可见其在穿出肌间隔的位置并入桡神经，该位置通常在止血带水平；D. 识别桡神经，牵开桡神经显露骨折断端

骨折，可复位后先用拉力螺钉固定，再用钢板固定；对粉碎性骨折，可用桥接钢板跨过骨折区，固定于完整的近远端骨皮质，从而恢复长度和对线，纠正旋转。但为了达到早期负重，必须掌握 AO/ASIF 原则和良好的手术技巧，骨折两端完整皮质必须至少各有 3 枚螺钉固定，最佳是各有 4 枚螺钉固定。传统治疗方法采用普通 8 孔钢板内固定，但对骨折断端无加压作用，故现在多采用动力加压或锁定钢板。通常来说，骨折的稳定需要 8 层皮质固定，且需在骨折的远、近端各插入 3 ～ 4 枚螺钉。但是，最近越来越多的研究显示，钢板的有效长度比固定的皮质层数更重要，增加螺钉的间距可能会取得更好的效果。但仍需术者根据实际情况采取适合选择。手术过程见图 4-6。

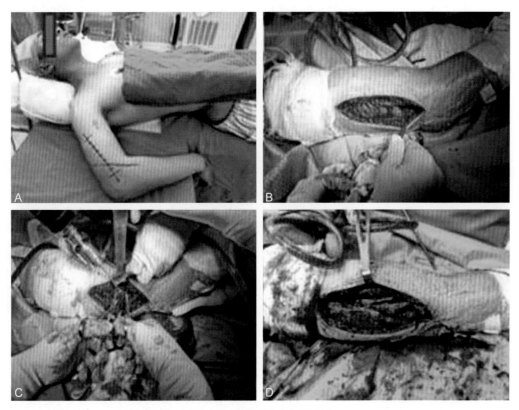

图 4-6　钢板螺钉手术过程

A. 标记上臂外侧切口及桡神经走行；B. 切开皮肤后及筋膜后于肌间隙寻找桡神经；C. 游离出桡神经后，临时固定骨折；D. 于桡神经下放置钢板螺钉固定

7.关于钢板固定是否同时植骨的问题，多数学者主张采用钢板螺钉固定时应同时植骨。对于粉碎性骨折、术后骨不连及合并糖尿病等基础疾病的患者，应视情况在内固定时同时植骨。

（二）髓内钉固定术

1.直行入路　术前测量肱骨髓腔大小及角度，选择合适的髓内钉。麻醉可采用全身麻醉或臂丛麻醉，置入直行髓内钉可采用两种体位，且均要将患肢置于手术台边缘。第一种体位是轻度沙滩椅位；第二种体位是仰卧位，向健侧倾斜30°～45°。患者仰卧位时，应将伤侧胸部稍垫高。患肢外展60°置于可透视的桌面；C臂机位于术者对侧。体表标志：肩胛骨喙突、肱二头肌长头腱、肩峰、鹰嘴窝、肱骨外上髁。

直行入路是成人肱骨干骨折髓内钉固定术最常用的入路。进针点位置仍存在争议，传统方法是采取肩峰中部外侧的切口，使髓内钉从后方穿过肱骨头。术中要点：①在肩峰前外侧面做斜行切口，在三角肌的前、中1/3交界处沿肌纤维走行劈开三角肌。为了保护腋神经，劈开三角肌不能超过肩峰远端5cm。②直视下顺纤维切开肩袖，在肱骨扩髓时使用全层缝合保护肩袖免受损伤。③在肱二头肌后，大结节和关节面之间的槽中开口置入导针，用前后位和侧位透视确定导针均位于髓腔中央。④完全插入导针后，用空心钻扩大开口，再将扩髓导针穿过骨折处，进入肱骨远端，在确认髓内钉在肱骨远端受阻的前提下，最小程度地扩髓，通常比髓内钉直径大1.0～1.5mm，然后沿导针插入髓内钉，在此过程中要注意避免骨折断端分离，可在尺骨鹰嘴轴向辅助加压。⑤自外向内由瞄准器指引置入近端交锁螺钉，穿出内侧皮质2～3mm，以免损伤血管、神经。在肘窝上两横指处做3～4cm长切口，钝性分离肱三头肌和肱肌，内侧分离正中神经和肱动脉，完全显露骨面，前后方向置入远端交锁螺钉。手术过程见图4-7。

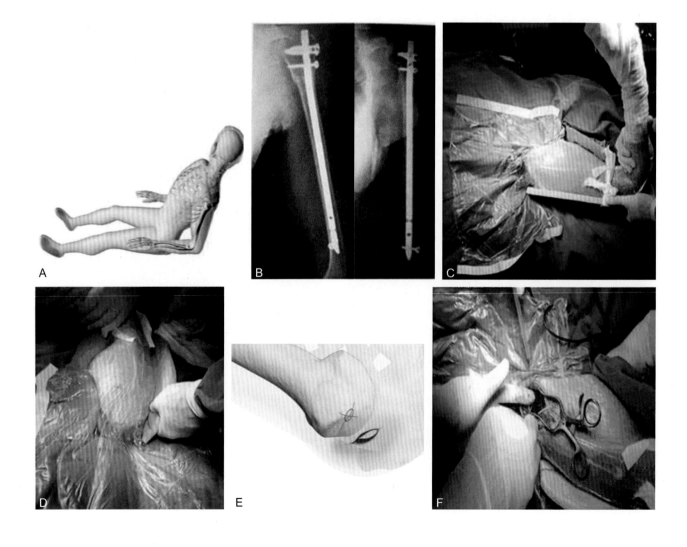

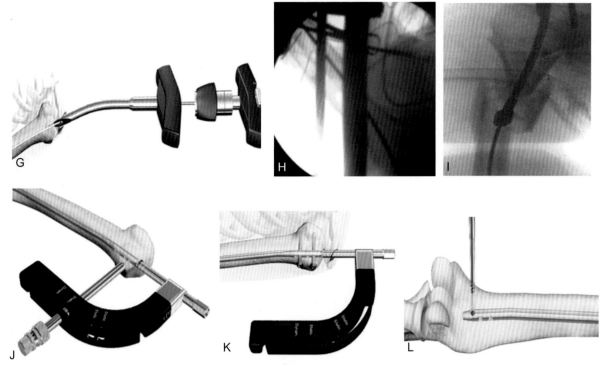

图 4-7 直行入路

A. 轻度沙滩椅位或仰卧位；B. 髓内钉进针点；C. 仰卧位，固定患肢；D. 肩关节上方 2.5cm 小切口；E. 肩峰中部外侧切口，选择进针点；F. 钝性分离三角肌，肱骨头解剖颈内侧找到进针点；G. 肱二头肌肌腱后插入导针；H. 打入导针，透视确认；I. 复位并扩髓；J. 选择适合大小髓内钉插入；K. 自外向内由瞄准器指引置入近端交锁螺钉；L. 肘窝上两横指处切口，前后方向置入远端交锁螺钉

2. 逆行入路　术前测量肱骨髓腔大小及角度，选择合适的髓内钉。麻醉可采用全身麻醉或臂丛麻醉，体位多取俯卧位或侧卧位，患肢置于可透视的桌面，肩部外展并屈曲肘关节，前臂自然下垂。多采用后侧入路。传统的逆向插入的起始点是在肱骨中线上、鹰嘴窝上方 2cm 处。近年来有学者推荐在鹰嘴窝上部进针。术中要点：①做肘后侧切口，于肱骨鹰嘴窝上方劈开肱三头肌长约

6cm，显露鹰嘴窝及其近侧肱骨。②整复肱骨骨折后，于鹰嘴窝近侧 2.5cm 处钻孔，扩至 1cm 宽、2cm 长，注意肱骨下端骨质较硬，钻孔较为困难。③扩髓后测量髓内钉长度，置入大小合适髓内钉。④髓内钉通过骨折线后立即矫正旋转移位，使大结节与外上髁在同一条直线上，针的顶端距肱骨结节不应少于 2cm，远端不应深入髓腔 1cm 手术过程见（图 4-8）。

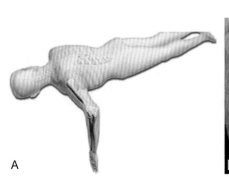
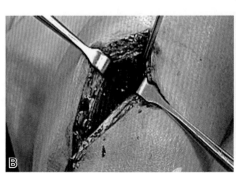
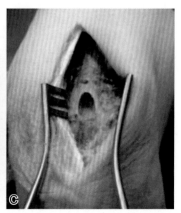

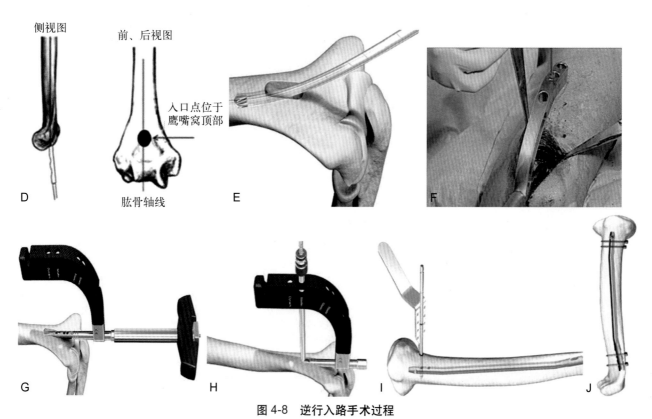

图 4-8 逆行入路手术过程

A. 俯卧位，肩部外展，前臂自然下垂；B. 切口选择；C. 切口示意图；D. 进针点示意图；E. 置入导针后扩髓；F. 置入髓内钉；G. 置入髓内钉；H. 锁定远端；I. 锁定近端；J. 整体效果

3. MIPO 固定技术 术前准备及麻醉同钢板接骨术；患者取仰卧位，上臂外展90°，前臂旋后，置可透 X 线手术台上。

多采用前外侧入路。①肱骨干中、下 1/3 段骨折：采用前入路，近端在三角肌内缘与肱二头肌外缘间进入，远端劈肱肌将肱肌与桡神经一起向外侧牵开。骨膜外剥离，牵引下将钢板潜行插入并置于肱骨干的前方，尽量使肱骨干远端在牵引下旋后，使桡神经外旋远离肱骨，避免被钢板压迫。近端由于受到肩胛下肌的牵引，一般处于内旋状态，固定后肱骨容易出现内旋受限，术中近端打入 1 枚斯氏针将其外旋，可以减轻或者避免畸形的发生。远、近端尽量打入 2～3 枚螺钉，以保证基本的固定稳定性；也有学者建议在钢板固定前，首先在 C 臂机透视下行骨折复位，外固定支架临时固定，之后切开远、近端插入钢板固定，避免复位的困难及骨折的畸形对合。②肱骨干近 1/3 段骨折：采用外侧入路，经肩关节外侧三角

肌切口下插入钢板，钢板近端置于肱骨近端外侧，远端置于肱骨中部前侧，钢板插入时需紧贴骨膜并在腋神经深面，以防腋神经损伤。手术过程见图 4-9、图 4-10。

五、常见并发症

1. 神经损伤 以桡神经损伤最为多见，且以肱骨中、下 1/3 骨折多见，一般于 2～3 个月如无神经功能恢复表现，再行手术探查。术后可用功能夹板固定腕关节和手指。在观察期间，将腕关节置于功能位，使用可牵引手指伸直的活动支架自行活动伤侧手指各关节，以防畸形或僵硬。肌电图检查可以提供有价值的诊断信息。

2. 血管损伤 并不少见，多为肱动脉损伤，一般肱动脉损伤不会引起肢体坏死，但也可造成供血不足，所以仍应手术修复血管。

3. 骨不连 肱骨干骨折术后骨不连的发生原因有以下几种。

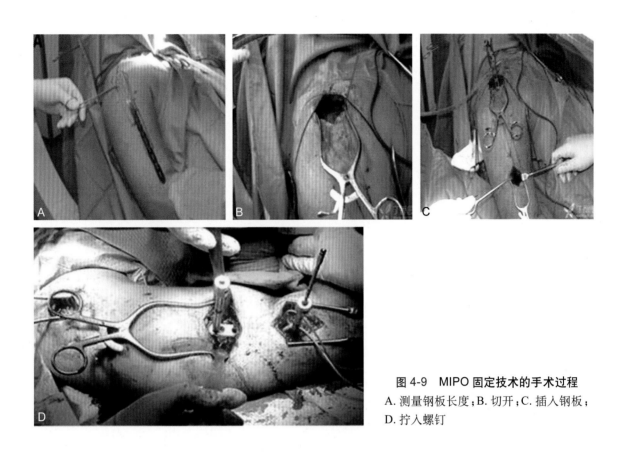

图 4-9 MIPO 固定技术的手术过程
A. 测量钢板长度；B. 切开；C. 插入钢板；
D. 拧入螺钉

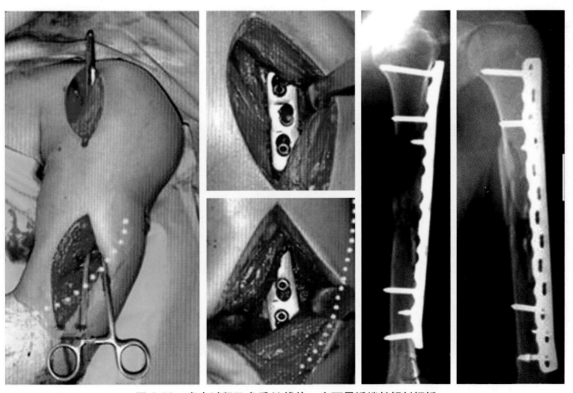

图 4-10 术中过程及术后 X 线片，亦可用近端长解剖钢板

（1）术中复位不良：①使动力加压钢板不贴附，加压不实，导致不稳定、钢板松动，最终导致骨不连；②锁定螺钉不位于骨干中央，仅固定单层皮质，螺钉有效工作距离减少，导致不稳定。

（2）固定理念的错误：不同类型的骨折，应该选择适合的固定理念。常犯的错误包括：①应用桥接钢板技术固定 A2、A3 型骨折，且工作距离不足，造成骨折线附近应力集中导致钢板断裂、骨不连。②仅应用拉力螺钉或捆扎带等技术固定 A1、B1 型骨折，造成抗旋转、抗折弯能力不足。③应用桥接钢板技术固定 B3、C 型骨折，在骨折区域置入多枚螺钉，干扰骨折区域。④应用桥接钢板技术固定 B3、C 型骨折，钢板长度过短，可出现骨折区域两端螺钉数目不足，造成应力集中，增加螺钉拔出风险。⑤对于累及肱骨干圆周超过 1/3 的长螺旋形骨折应采取髓内钉固定。

（3）患者有系统性疾病，影响骨折愈合。

防止骨不连发生应注意的手术技巧如下。

（1）采取合适的入路：对于肱骨干近端及中部的骨折，可以选择前外侧入路；中部的骨折采取外侧直行入路；肱骨干远端的骨折，采取后侧入路可以获得良好的显露。

（2）选择合适的内置物和固定方法：①简单骨折采用直接复位，加压钢板固定，或用拉力螺钉在骨折块间加压，中和钢板以保护。②复杂骨折更多地采取间接复位、桥接钢板固定，过多地显露骨折断端会加重软组织损伤、减少骨折断端血供，影响愈合。③钢板固定通常选用 4.5mm 锁定或非锁定钢板。

4. 畸形愈合　因为肩关节的活动范围较大，肱骨骨折虽有成角、旋转或短缩畸形，也不大会影响伤肢的活动功能，但如果移位特别严重，达不到骨折功能复位的要求，严重破坏上肢生物力学关系，以后会给肩关节或肘关节造成损伤性关节炎，因此对青少年伤员，在有条件治疗时，还是应该施行截骨术矫正畸形愈合。

5. 肩、肘关节功能障碍　多见于老年伤员。因此对老年伤员不能长时间使用大范围固定，还要使伤员尽早加强肌肉、关节功能活动。若已经发生功能障碍，更要加强其功能锻炼，并辅以理疗和体疗，使之尽快恢复关节功能。

六、典型病例与专家点评

[病例 1]　患者，男，19 岁。肱骨骨折术后再发骨折，投弹伤致右上臂肱骨下段骨折，行切开复位锁定钢板内固定术（图 4-11）。

★专家点评：肱骨远端螺旋形骨折，是战士练习投弹时容易造成的典型骨折，手术时注意保护桡神经，可先用 1～2 枚拉力螺钉进行临时复位固定，再选用肱骨中部锁定加压钢板或者肱骨远端外侧钢板固定，16 层皮质稳定固定。

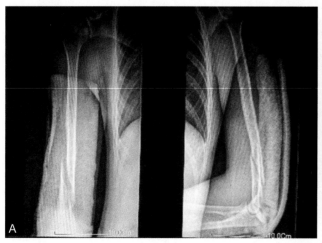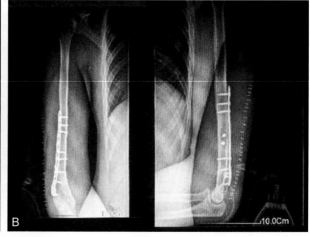

图 4-11　病例 1 术前（A）和术后（B）DR

[病例2]　马某，女，72 岁，因跌倒导致肱骨上段骨折，行切开复位解剖钢板内固定术，术前、术后 X 线检查如图 4-12 所示。

★专家点评：老年女性肱骨上段骨折较为少见，多为肱骨近端骨折。可选择肱骨近端前侧入路，向下钝性分离部分三角肌止点。方法同肱骨近端骨折。

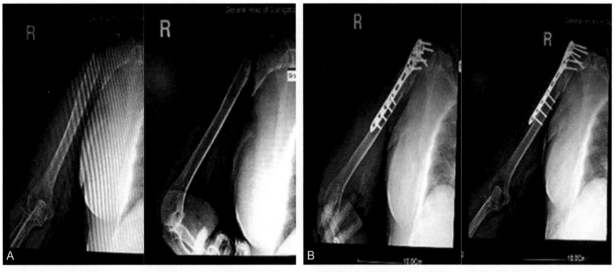

图 4-12　病例 2 术前（A）和术后（B）DR 影像检查

[病例3]　陈某，男，38 岁，因车祸致右肱骨上段干粉碎性骨折，行切开复位解剖钢板内固定术，术前、术后 X 线检查如图 4-13 所示。

★专家点评：肱骨上段粉碎性骨折，骨折线较长。可选择 MIPO 上段劈开三角肌注意保护腋神经，远端显露游离桡神经并注意保护。中部可行小切口辅助复位。此病例亦可考虑髓内钉固定。

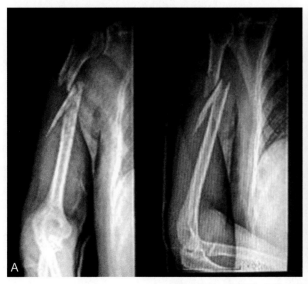
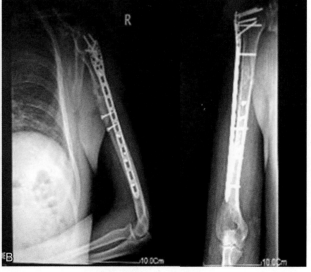

图 4-13　病例 3 术前（A）和术后（B）DR 影像检查

[病例 4] 赵某，女，81 岁。因跌伤致右侧肱骨干骨折，行闭合复位直行髓内钉内固定术。术中与术前、术后 X 线检查如图 4-14 所示。

★专家点评：老年女性，肱骨中部骨折选择闭合复位直行髓内钉技术，考虑到老年女性骨质疏松明显，近端锁定钉尽量多锁 2 枚避免出现髓内钉松动，亦可考虑骨折断端行小切口辅助复位并植骨。

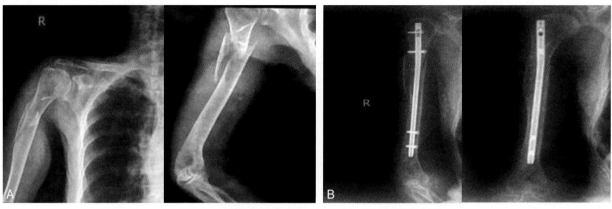

图 4-14　病例 4 术前（A）和术后（B）DR 影像检查

[病例 5] 患者，男，48 岁，肱骨干中部骨折，行闭合复位逆行髓内钉内固定术。术中与术前、术后 X 线检查如图 4-15 所示。

★专家点评：肱骨中部骨折，闭合复位逆行髓内钉固定，复位时注意肱骨轴线，以髓内钉近端至小结节下方为宜。

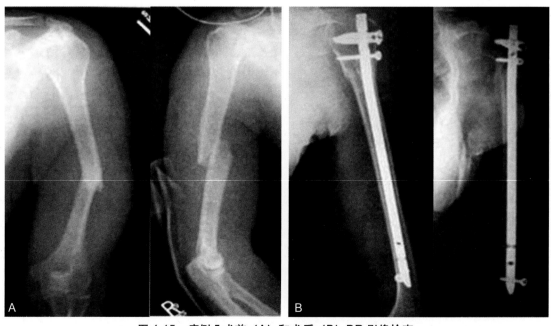

图 4-15　病例 5 术前（A）和术后（B）DR 影像检查

[病例6]　患者,男,62 岁。跌伤致右上臂疼痛,活动障碍入院。诊断为右肱骨中上段粉碎性骨折。行 MIPO 内固定（图 4-16）。

★专家点评:肱骨中段粉碎性骨折骨折线较长,选择 MIPO 技术固定创伤小。但应注意避开桡神经。

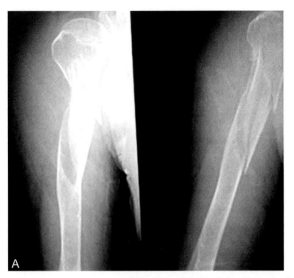
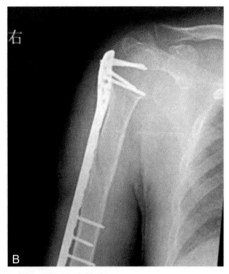

图 4-16　病例 6 术前（A）和术后（B）DR 影像检查

（林奕旻　吴　优　王　非）

参 考 文 献

孙熊,许花珍,王东,等. 2018. 肱骨干骨折不同治疗方式的研究进展 [J]. 中国继续医学教育,10(10), 122-124.

唐佩福,王岩,张伯勋,等. 2014. 解放军总医院创伤骨科手术学 [J]. 人民军医出版社.84-108.

王秋根,沈洪兴. 2004. 肱骨干骨折的治疗选择 [J]. 国外医学·骨科学分册,25(4): 197.

杨辉,付海鹰. 2003. 肱骨干骨折国外治疗现状 [J]. 中国矫形外科杂志,11(11): 1005-8478.

章莹,夏虹,尹庆水. 2018. 创伤骨科学精要 [M]. 北京:科学出版社.

Anwar W, Rahman N, Iqbal M J, et al. 2011. Comparison of the two methods of percutaneous K-wire fixation in displaced supracondylar fracture of the humerus in children[J]. J Post Grad Med Instr, 25(4): 356-361.

Bucholz R W. 2010.Rockwood and Green　Fractures In Adults[M].7th ed. Philadephia: Lippincott Williams & Wikins, 2010: 1018.

Canale ST. 2012. Campbell's operative orthopaedics.12th ed. Elesvier mosby, 2856.

Fjalestad T, Hole MØ, Hovden I A, et al. 2012. Surgical treatment with an angular stable plate for complex displaced proximal humeral fractures in elderly patients: a randomized controlled trial[J]. J Orthop Trauma, 26(2):98-106.

Guler O, Mutlu S, Isyar M, et al. 2016. Prone versus supine position during surgery for supracondylar humeral fractures[J]. J Orthop Surg, 24(2): 167-169.

Koval K J, Zuckerman J D, 2006. Handbook of Fractures 3rd Edition[J]. Lippincott Williams & Wilkins, 173.

Morrey B F. Master Techniques in orthopacdic Surgery: Fractures.3rd ed. Lippincott Williams &Wilkins, 2013: 151.

Olerud P, Ahrengart L, Ponzer S, et al, 2011. Internal fixation versus nonoperative treatment of displaced 3-part proximal humeral fractures in elderly patients: a randomized controlled trial [J]. J Shoulder Elbow Surg, 20(5): 747-755.

Pellegrin M D, Brivio A, Fracassetti D. 2014. Le fratture del gomito. Giornale Italiano di Ortopedia e Traumatologia, 40: 233-238.

Rangan A, Handoll H, Brealey S, et al. 2015. Surgical vs nonsurgical treatment of adults with displacedfractures of the proximal humerus [J].JAMA, 313(10): 1037-1047.

RockwoodCAJr. 1984. Injuries to the acromioclavicular joint.vol1, 2nd.Philadelphia: JBLippincott, 860-910.

Tossy J D, Mead N C, Sigmond H M. 1963. Acromioclavicular separations: useful and practical classification for treatment. Clin Orthop Relat Res, 28: 111-119.

X B, Wang X M, Yang Y G, et al. 2015. Case-control study on shoulder pain caused by hook plate for the treatment of acromioclavicular joint dislocation[J]. Zhongguo Gu Shang /China J Orthop Trauma, 28(6): 491-495. Chinese with abstract in English.

Zanca P, 1971. Shoulder pain: involvement of the acromioclavicular joint (Analysis of 1,000cases)[J]. Am J Roentgenol Radium Ther NuclMed,112(3):493-506.13.

第 **5** 章

肱骨远端骨折

一、解剖学特点

肱骨远端是构成肘关节的主要结构，有 2 个关节面：内侧滑车与外侧肱骨小头，滑车关节面上方有个凹陷，前侧为冠突窝、桡骨头窝，屈肘时容纳尺骨冠突和桡骨头，后方为鹰嘴突窝，伸肘是容纳尺骨鹰嘴。关节外部分的外上髁与内上髁分别是前臂伸肌与屈肌的起点。内上髁后方为尺神经通过的尺神经沟（图 5-1）。

肱骨髁上骨折是儿童最常见的骨折之一，年龄

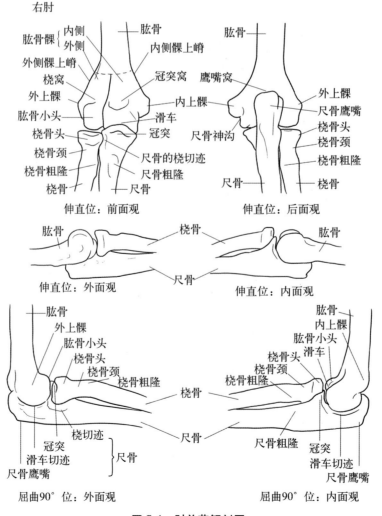

右肘

伸直位：前面观

伸直位：后面观

伸直位：外面观

伸直位：内面观

屈曲90°位：外面观

屈曲90°位：内面观

图 5-1 肘关节解剖图

是发生肱骨髁上骨折的关键因素，因为几乎是发育未成熟的骨骼才发生此种骨折，特别是 10 岁以下儿童，16 岁以后则少发生此种骨折。一般认为儿童的年龄越大，其肱骨髁上骨折的移位也越严重。Henrikson 所报道的 800 例肱骨髁上骨折，也反映了这个规律。在严重移位的肱骨髁上骨折中，多数年龄 ＞ 10 岁。男性儿童肱骨髁上骨折的发生率几乎是女性儿童的 2 倍。不同年龄段的儿童，肱骨远端有不同特点。5 ～ 6 岁肱骨的内上髁开始骨化，9 ～ 10 岁滑车开始骨化，10 岁开始外上髁骨化。继而，肱骨小头、外上髁与滑车形成一个共同骨骺，最后，骨骺与肱骨远端干骺端融合，肱骨内上髁可能在青春期后才与干骺端融合（图 5-2）。

二、影像学评估与骨折分型

（一）X 线片

1. **常规 X 线片** 包括伸肘前后位及屈肘 90°侧位。伸肘正位片可见肱骨与尺骨长轴成 165°～170° 提携角，侧位片可见肱骨小头和滑车关节面自肱骨远端向前、向下倾斜，与肱骨干成 30°～45°角。肱骨纵轴延长线穿过肱骨小头中心。

2. **小儿 X 线片** 1 ～ 2 岁后，肱骨小头骨骺形成，注意与骨折区别。

3. **肘部 X 线片** 脂肪垫征：在冠突的前方、鹰嘴窝的后方，分别有脂肪垫覆盖在关节囊表面，若出现脂肪垫移位，往往意味着存在隐匿性骨折（图 5-3）。

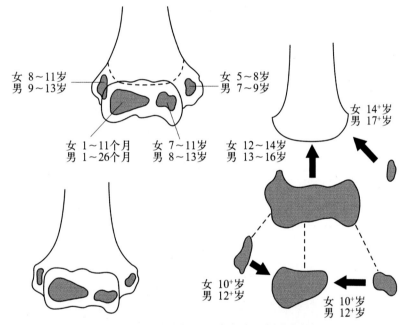

图 5-2 肱骨远端次级骨化中心出现与融合的时间

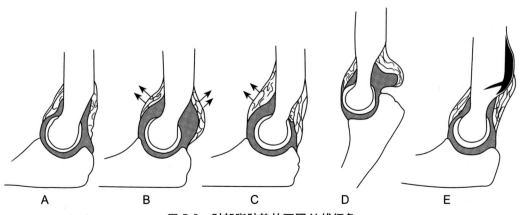

图 5-3 肘部脂肪垫的不同 X 线征象

A. 前后脂肪垫的正常关系；B. 关节内积液引起的前后脂肪垫移位；C. 有时关节液只引起前方脂肪垫移位；D. 正常肘关节伸展时，后方脂肪垫受到鹰嘴的挤压，也可引起后方脂肪垫移位；E. 关节外骨折使骨膜掀起，从而引起后方脂肪垫近端后移

（二）CT 检查

肱骨 CT 检查：可更加清晰显示骨折的部位、形态及位移程度，对临床决策有指导意义。

（三）骨折分型

肱骨远端骨折包括肱骨髁上骨折、髁间骨折、内髁骨折、外髁骨折、内外上髁骨折、肱骨远端全骺板骨折。其中，肱骨髁间骨折为青壮年常见，

其余类型为儿童常见。

1. AO 分型

（1）A 型：关节外骨折（图 5-4）。

（2）B 型：部分关节内骨折（图 5-5）。

（3）C 型：完全关节内骨折（图 5-6）。

2. Bryan & Morey 分型（图 5-7）　肱骨小头或肱骨远端冠状面骨折。

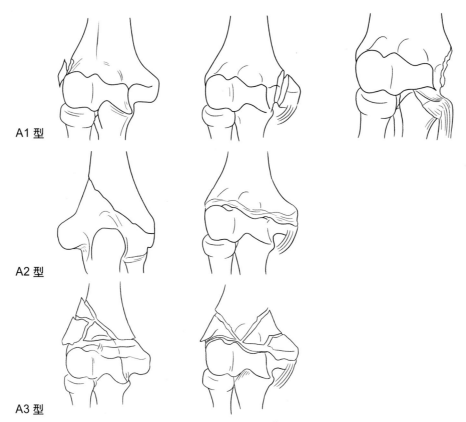

图 5-4　A 型关节外骨折

A1 型 . 关节外部分撕脱骨折；A2 型 . 关节外完全骨折；A3 型 . 关节外粉碎性骨折

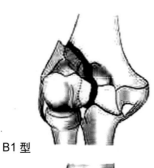

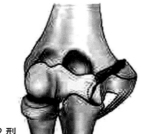

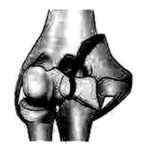

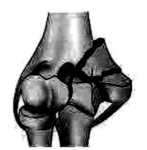

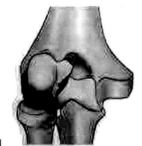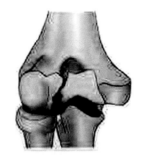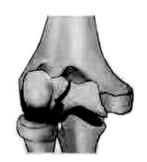

B3 型

图 5-5　B 型部分关节内骨折

B1 型 . 部分关节内简单骨折；B2 型 . 部分关节内较复杂骨折；B3 型 . 部分关节内完全粉碎性骨折并影响关节面

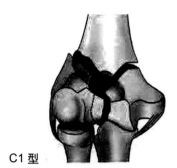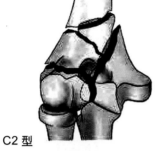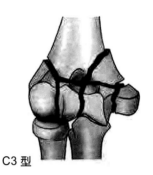

C1 型　　　　　　C2 型　　　　　　C3 型

图 5-6　C 型完全关节内骨折

C1 型 . 关节面和干骺端均为简单骨折；C2 型 . 关节面为简单骨折，干骺端为粉碎性骨折；C3 型 . 关节面和干骺端均为粉碎性骨折

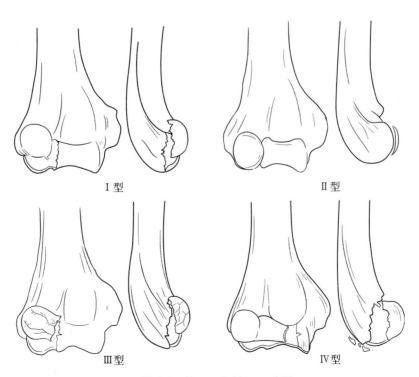

Ⅰ 型　　　　　　　　Ⅱ 型

Ⅲ 型　　　　　　　　Ⅳ 型

图 5-7　Bryan & Morey 分型

Ⅰ型：肱骨小头完全骨折，可伴有滑车外侧的少量累及。

Ⅱ型：肱骨小头前方骨／软骨骨折，仅带有少量软骨下骨。

Ⅲ型：肱骨小头压缩骨折或粉碎性骨折。

Ⅳ型：肱骨小头冠突骨折延伸至内侧累及绝大部分滑车。

3. David Ring 分型（图 5-8）

Ⅰ型：骨折仅累及肱骨小头及滑车外侧。

Ⅱ型：Ⅰ型合并外上髁骨折。

Ⅲ型：Ⅱ型合并肱骨小头后方的外侧柱骨折。

Ⅳ型：Ⅲ型骨折合并滑车后部骨折。

Ⅴ型：Ⅳ型骨折合并内上髁骨折。

4. 肱骨髁间骨折的 Mehne 分型（图 5-9）

Ⅰ型：无移位。

Ⅱ型：肱骨小头与滑车移位，冠状面上无明显旋转。

Ⅲ型：骨折块之间移位旋转严重。

Ⅳ型：关节面严重粉碎破坏。

5. 儿童肱骨髁上骨折分型

（1）伸展型肱骨髁上骨折：是髁上骨折最常

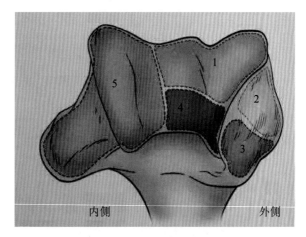

图 5-8 David Ring 分型

1. 肱骨小头及滑车外侧；2. 外上髁；3. 肱骨小头后方的外侧柱；4. 滑车后部；5. 内上髁

见的类型（图 5-10）。

Gartland 分型（图 5-11）：Ⅰ型无移位骨折；Ⅱ型有移位但后侧骨皮质完整；Ⅲ型有移位但后侧骨皮质无接触。

（2）屈曲型肱骨髁上骨折（图 5-12）分型：Ⅰ型无移位；Ⅱ型轻度成角；Ⅲ型完全骨折。

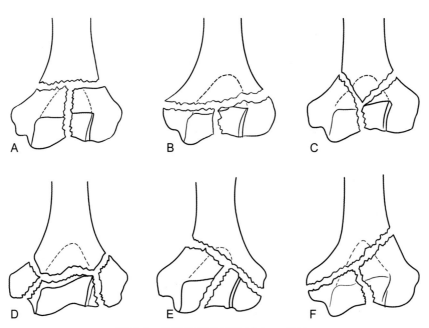

图 5-9 肱骨髁间骨折的 Mehne 分型

A. 高 T 形；B. 低 T 形；C.Y 形；D.H 形；E. 内 λ 形；F. 外 λ 形

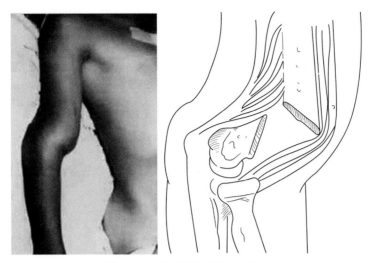

图 5-10 伸展型肱骨髁上骨折

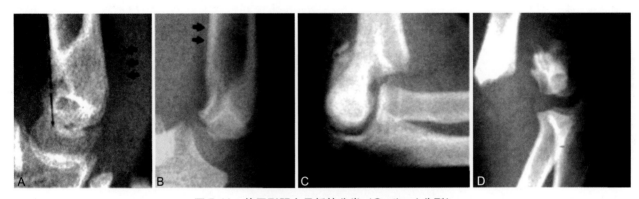

图 5-11 伸展型髁上骨折的分类（Gartiand 分型）

A. 髁上Ⅰ型骨折，肱骨前缘线通过外髁骨化中心的前方，并有鹰嘴脂肪垫移位；B.3 周后侧位 X 线片显示肱骨远端的前后方骨皮质有骨膜反应，尽管在原始的 X 线片未见到骨折线，有骨膜下新骨形成，可证实为隐匿性骨折；C.Ⅱ型髁上骨折的侧位 X 线片可见后侧皮质完整，骨折远端有旋转和成角移位；D. 髁上Ⅲ型骨折的侧位 X 线片，骨折两端没有任何接触

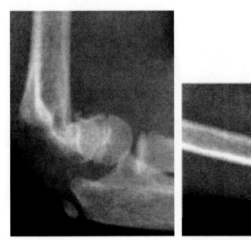
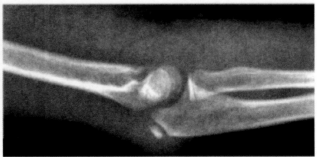

图 5-12 屈曲型肱骨髁上骨折

三、术前计划

明确骨折诊断分型，评价肱骨远端骨折与肘关节损伤的严重程度，制订治疗及手术方案。肘关节严重肿胀时，体表标志往往不能清楚触及，并有可能损伤血管、神经，更要监测是否发生骨筋膜室综合征。

1. 前臂骨筋膜室及血管、神经损伤　此类创伤危险性更甚于骨折本身，当高度怀疑骨筋膜室综合征时，应果断行切开减压术，术前查体发现血管、神经损伤，也应尽早手术探查。

2. 肱骨髁间骨折

（1）轻度分离，关节面良好，可行手法复位，长臂石膏外固定。

（2）大多数移位严重、关节面破坏的髁间骨折需手术切开复位及坚强内固定。根据三柱理论，可采用双钢板内、外侧固定。最好使用解剖钢板，强度足够。

（3）对于关节面破坏严重，无法修复，可考虑行人工关节置换术。

3. 肱骨小头骨折

（1）对于无移位骨折，可行石膏托固定 3 周。

（2）对于移位明显甚至旋转移位的肱骨小头骨折，可采用手术切口复位，松质骨螺钉、克氏针或可吸收螺钉固定骨折块。

（3）若骨折块太小或过于粉碎，可采用骨折块切除的手术方法，有学者认为，该类手术优于勉强的闭合复位或切开复位内（外）固定术。

4. 儿童肱骨髁上骨折

Gartland Ⅰ型：对无移位骨折，只需石膏托或管形石膏固定，通常固定于肘关节屈曲 90°，前臂旋转中立位，长臂石膏托固定 3 ～ 4 周，固定后的第 3 周可行保护性的功能活动（图 5-13）。

Gartland Ⅱ型：手法复位矫正成角畸形是治疗此型骨折的关键。为了维持骨折复位，通常以石膏外固定于肘关节屈曲 120° 位，如果为了更好地保护血供，可使用经皮克氏针固定。

Gartland Ⅲ型：此类骨折损伤较重，组织肿胀，难以手法复位，建议手术治疗。经皮克氏针固定是标准的治疗方法。

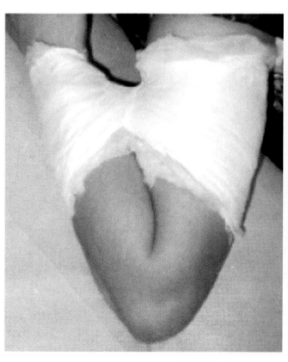
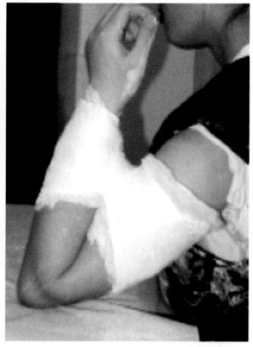

图 5-13　肱骨髁上骨折石膏外固定

四、手术操作与技巧

1. 前臂骨筋膜室切开减压术　可采用掌侧的切口（Herry 入路）（图 5-14），切口起自肘前窝至腕管，在严重情况下，可加上背侧 Thompson 切口。手术要点是必须将前臂 3 个骨筋膜室均切开，尤其不要漏掉掌侧深层的屈肌筋膜室。

2. 肱骨髁间骨折

（1）体位与术前准备：全身麻醉或臂丛麻醉，健侧卧位，腋下垫枕，保护神经，患侧上臂置于托架上，前臂自然下垂（图 5-15）。

（2）切口与入路：根据骨折不同类型及个人熟练程度选择合适切口入路，在保证手术效果的前提下尽量减少损伤。

1）前侧入路常用于探查神经血管。

2）内侧入路适用于内侧柱、内髁骨折。

3）外侧入路适用于主要波及外上髁、外侧髁的简单骨折。

4）后侧入路具有延展性，可充分显露肘关节内、外侧及关节面，若需行鹰嘴截骨，可于术后以克氏针张力带固定尺骨鹰嘴（图 5-16、图 5-17）。

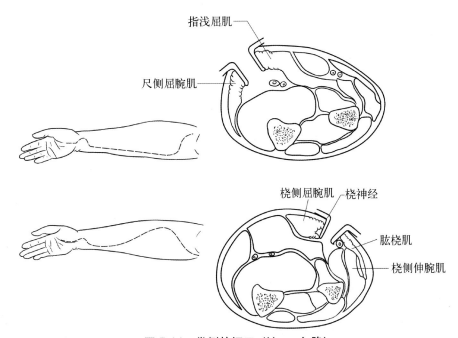

图 5-14　掌侧的切口（Herry 入路）

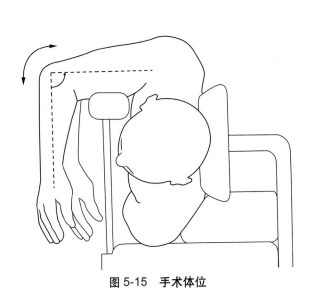

图 5-15　手术体位

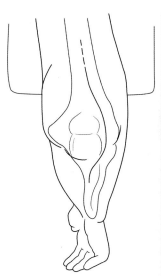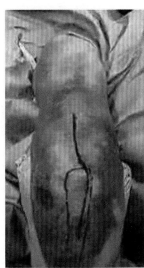

图 5-16　肘后正中切口

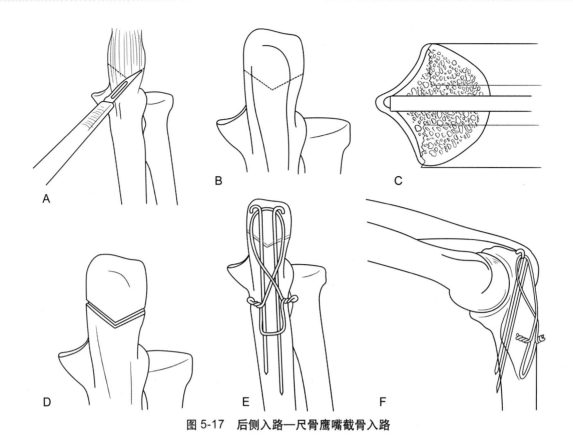

图 5-17 后侧入路—尺骨鹰嘴截骨入路

（3）固定技巧：三柱理论（图 5-18）。

1）内侧柱：远端为内侧髁。

2）外侧柱：远端为肱骨小头。

3）横连拱：滑车。

根据三柱理论，内固定—平行钢板原则（图 5-19）：肱骨远端固定需兼顾"垂直""平行""宽度"，每 1 枚螺钉都应通过钢板置入，每 1 枚螺钉都应固定到对侧骨折块，并尽可能固定更多的关节内骨折。从而实现内、外侧柱的角度稳定及足够宽度。

肱骨远端有 3 个窝，鹰嘴窝、冠突窝、桡骨小头窝，内固定物要避免进入此 3 窝，否则会影响肘关节活动。

（4）具体手术过程（后正中入路）。

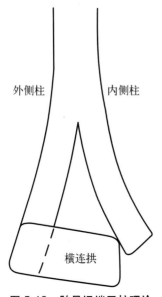

图 5-18 肱骨远端三柱理论

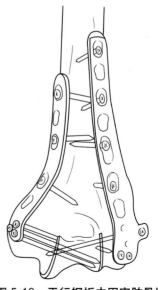

图 5-19 平行钢板内固定肱骨远端骨折

1）上无菌止血带，以弹力绷带驱血后将止血带压力加至上肢止血带压力（以患者收缩压为宜）。

2）右肱骨远端手术入路采用后肘正中三头肌翻转入路。事先游离并保护尺神经；先将滑车和肱骨外髁部分复位，用 1 枚 2.0mm 克氏针临时固定，然后复位内上髁与内髁部分，用 2 枚 2.0mm 克氏针临时固定，使髁间骨折转化为髁上骨折。接下来复位肱骨干与内外侧柱部分，复位满意后各用 2 枚 2.0mm 克氏针临时固定。透视下确认关节内骨折复位满意后，用 1 枚 4.00mm 空心螺纹钉固定滑车间骨折。

3）骨干部分采用解剖或重建钢板固定。先将 1 块钢板放置于肱骨远端内侧固定，后将另 1 块钢板放置于肱骨远端的外方，2 块钢板互相平行。透视确定骨折复位、固定情况及钢板螺钉位置，活动肘关节，检查骨折固定稳定性。皮下前置尺神经后，逐层闭合切口。切开复位钢板螺钉内固定术，内固定可采用钢板与螺钉，钢板必须有一定的强度，建议采用强化型重建板。切口选用肘后正中切口（图 5-20A）；显露尺神经保护（图 5-20B）劈开肱三头肌，显露鹰嘴及肱骨远端，复位骨折（图 5-20C）；钢板固定骨折（图 5-20D、E）。

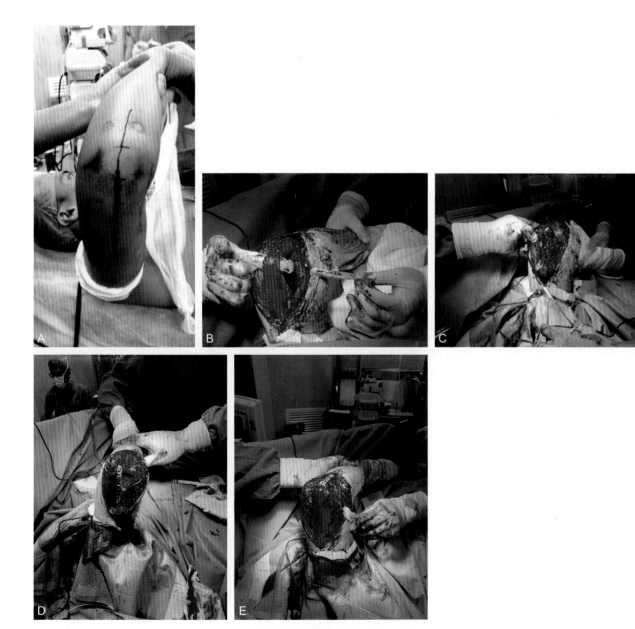

图 5-20　肱骨髁上骨折的手术过程

3. **肱骨小头骨折** 手术难度较大，即使获得解剖复位，也可能出现肘关节僵硬。因骨折位于关节内，常旋转90°，充分显露很重要，可采用后外侧入路，肘肌前方进入关节，注意保护桡神经深支。可采用松质骨螺钉、克氏针、可吸收螺钉固定骨折块。笔者推荐松质骨螺钉固定最佳，可由后方向前旋入固定，恢复关节面解剖，固定可靠，则术后不必进行制动，尽快恢复肘关节活动锻炼。若骨折块太小或严重粉碎，可考虑行碎骨块切除。

4. **人工肘关节置换术** 全身麻醉下患者取仰卧位，取肘关节后侧切口，将肱三头肌肌腱从附着处锐性剥离，或肱三头肌倒舌形瓣切开显露肘关节，先行肱骨截骨：咬除滑车中部，球头磨锉去除鹰嘴窝顶部小皮质块，扩髓，插入导引器，定深度及旋转方向，按导引器方向截骨（截骨时不要伤及任何部分的髁上柱，否则容易造成应力性骨折）。再咬除尺骨鹰嘴尖端，行尺骨扩髓：于鹰嘴尖端咬一骨槽，用球锉找到尺骨髓腔开口，用屈锉扩髓。安装试模及试模钉，活动关节。安装假体：先安装尺骨假体：要求尺骨假体中心与大乙状切迹突出部相对。再安装肱骨假体：取1.5cm×1.0cm×0.3cm大小骨块贴于肱骨前方（也可不用），适当打入肱骨假体，安装组配假体：插入中空针轴，听到响声，再将肱骨假体轻轻敲打到底，伸直肘关节待骨水泥固化。将肱骨内、外髁骨块以克氏针固定。

5. **儿童肱骨髁上骨折**

（1）手术入路：一般有后侧、前内侧、前外侧和内外侧联合入路，均适用于显露肱骨髁上骨折。后侧入路是某些国家最常使用的途径，此手术入路的问题是侵袭了后侧未曾损伤的组织，因此可增加术后关节僵硬的发生率；另一问题是不能直视位于前方的嵌入骨折间隙的组织及损伤结构。此手术入路通常将劈开肱三头肌作为标准的操作，倡导和使用此手术入路者并没有发现可以侵袭了后侧未曾损伤的组织。由于此手术入路未涉及前方的神经、血管结构，所以是显露骨折断端相对安全的途径。前内侧入路可能是最常用的手术入路，因为需要切开复位的骨折通常为骨折远端向后外侧移位者。在此型骨折中，正中神经、

肱动脉往往被骨折近端的内侧骨突所挤压。此手术入路可直接显露正中神经、肱动脉及骨折近端内侧骨突的钮孔样移位，而且似乎也不产生影响外观的瘢痕。前外侧入路偶有用于骨折远端向后内侧移位者。内外侧联合入路是最近文献推荐的方法，其有利于取出嵌入的组织，并可直视下复位，但不能直视神经、血管结构。

（2）经皮克氏针固定：闭合复位的技术操作，在肘关节伸展的位置上实施纵向牵引，矫正缩短畸形；继之施加外翻或内翻应力，矫正侧方移位；再将肘关节屈曲，术者用拇指从后向前推挤骨折远端，整复骨折远端的向后方移位或成角移位（图5-21）。

经皮穿针的技术操作：实现骨折复位之后，需要保持肘关节过度屈曲、前臂内旋才能防止骨折远端发生旋转。在肘关节屈曲、前臂内旋的位置上，用绷带将腕部与上臂暂时性固定。在肩关节水平外旋整个上肢。继之，将上肢铺手术巾单保护，只显露屈曲的肘部，并能使肘部的内侧面或外侧面平行放置在X线球管上。将肘部的侧方放置在X球管接受器水平表面上，允许很好地显示肱骨的侧位图像，有利于确定穿针的位置。此术式的主要问题是穿针的部位偏前或偏后。将肘部置于X球管接受器水平表面上，能够很好地提供对抗穿针的水平表面，并允许比较准确地将克氏针对准肱骨干的中心。根据骨折远端的原始移位方向确定穿入克氏针的顺序，如骨折远端向内后侧移位，应该先从内侧穿入克氏针；反之，骨折远端向后外侧移位，则先从外侧穿针固定。确定进入点也是穿针的关键问题，应该将侧副韧带起点的髁上部位作为穿针的进入点。如果在低于此部位穿针，可将侧副韧带缠绕在克氏针上，完成穿针固定后将妨碍肘关节的伸展。

内侧穿针时将肱骨内上髁的中心、内侧面的偏后方作为克氏针的进入点。首先用拇指压迫水肿组织，更容易触及隆起的内上髁。将克氏针穿入内上髁后，术者用拇指向远端推尺神经，防止钉到尺神经上。由于内侧进针点位于肱骨远端的内后方，因此，必须向骨干前方穿入克氏针，并从前外侧的骨皮质穿出。由于外侧穿针进入点位于肱骨远端侧方的前内侧，因此应该向稍后方穿入克氏针，并从后内侧的骨皮质穿出。在侧位X

线图像上，内外侧置入的克氏针应该在骨折断端或其上方交叉。在冠状面上，内侧和外侧穿针的进入点应该与肱骨干长轴保持 30°～ 40°，才能保证进入肱骨髁上内外侧柱的中央，并且两针在骨折断端水平有比较大的距离（图 5-22，图 5-23）。

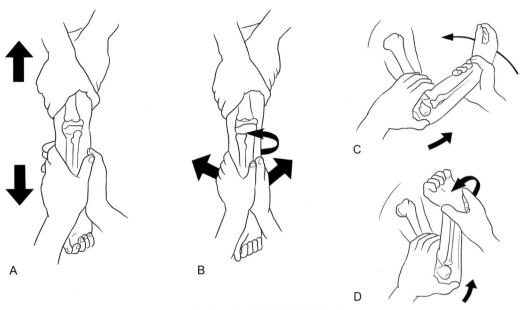

图 5-21　闭合复位的操作方法

A. 在肘关节伸展和前臂外旋时，实施纵向牵引和对抗牵引，目的是恢复肱骨的长度，使骨折断端对合；B. 在维持牵引的同时，纠正骨折远端的内外翻和旋转移位；C. 继之，将肘关节屈曲，并用拇指从后向前推挤骨折远端；D. 将前臂内旋，有助于保持骨折断端锁定骨折近端

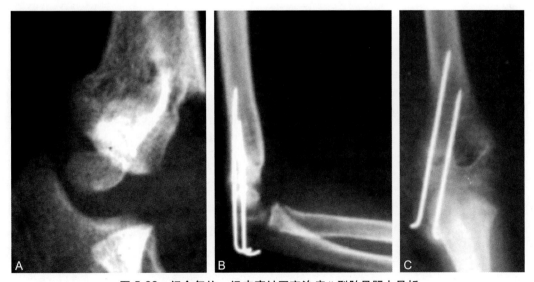

图 5-22　闭合复位，经皮穿针固定治疗 Ⅱ 型肱骨髁上骨折

A. Ⅱ型肱骨髁上骨折复位后比较稳定；B、C. 经外侧平行穿针固定术后，获得满意的复位和稳定

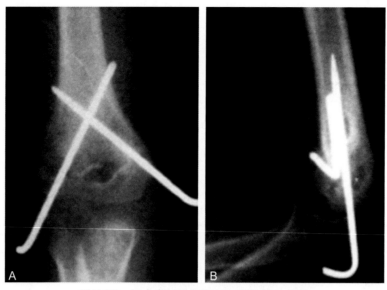

图 5-23　经皮穿刺肱骨髁上Ⅲ型骨折 X 线片

A、B.闭合复位和经皮穿针的正侧位 X 线片可见内侧克氏针从肱骨头上方斜行穿入，而内侧从外上髁的水平作为进针点，也更为水平

五、常见并发症

1. 骨筋膜间隙综合征　Volkmann 缺血挛缩，为髁间骨折最严重的并发症，出血及组织肿胀可使筋膜室压力升高，一旦诊断明确，应紧急处理，及时切开减压，伤口可二期或延期缝合，严禁抬高患肢热敷。

2. 骨折畸形愈合　骨折畸形愈合在儿童肱骨远端骨折中常见，包括肘内翻、肘外翻，其中以肘内翻多见，发生率在 17.0%～76.9%。骨折断端复位不足内倾是引起肘内翻畸形的最重要原因，固定不可靠、内外侧愈合速度不一样亦可引起。由于肱骨远端呈双柱体，前方有冠状窝，后方有鹰嘴窝，致使内外柱仅由一层极薄的骨质相连。若远端对近端内旋则骨折远近端失去双柱支持而发生肘内翻畸形。肘内翻畸形晚期可用肱骨下段截骨术进行矫正。肘内翻在 15°内者不影响功能和外观，不必手术矫正，超过 15°就是手术矫正的指征。手术的年龄应在 8～12 岁，过早矫正因骨骺发育尚未定形，术后仍可能复发肘内翻，过晚也难以矫正甚至发生骨不连。

3. 神经损伤　发生率为 5%～19%，真正的神经断裂少见，早期治疗是及时骨折复位、神经营养等支持治疗，伤后 2～3 个月，若临床与肌电图检查均无恢复，考虑手术松解。

4. 关节活动障碍　多次手法复位或术后血肿机化均可影响关节活动。注意术中操作轻柔仔细，尽可能保护更多正常组织，充分止血，术后及时合理功能锻炼。肱骨远端骨折常引起病理性的新骨形成，骨化性肌炎、异位骨化、关节周围钙化在 X 线片上的显示有相似之处，但三者的概念不尽相同。异位骨化指成熟的板层骨在非成骨部位形成，骨化性肌炎指在炎性肌肉中形成的新生骨，而关节周围钙化则是焦磷酸盐在肘关节囊、韧带等部位沉积钙化形成。这 3 种病理变化均会导致关节活动受限以至关节僵硬，或者形成神经卡压症状，还有一个重要的原因是肘关节按摩过多。当肱骨远端骨折合并上述疾病时发生异位骨化的概率增大，预防异位骨化的发生可以使用非甾体抗炎药阻止新骨形成，有学者推荐使用吲哚美辛口服 75mg，2 次／日，同时使用保护胃黏膜药物。第二种预防方法可以采用小剂量的放射治疗。同样有报道使用游离脂肪移植和四磷酸盐预防的研究，但由于效果不确切或者副作用大而未被广泛使用。

六、典型病例与专家点评

[病例 1]　杨某，男，37 岁。跌伤导致右肱骨髁上、髁间粉碎性骨折，行后侧尺骨鹰嘴截骨入路，肱骨远端双钢板切开复位内固定术＋鹰嘴张力带固定术。手术要点：采用肘后正中入路，尺骨鹰嘴截骨，充分显露肱骨远端关节面。先将粉碎的内外侧髁用克氏针或拉力螺钉固定，再用内外侧解剖锁定钢板固定肱骨与远折端。术前、术后 X 线片如图 5-24 所示。

★专家点评：骨折为肱骨髁上粉碎性骨折，手术要点为恢复肱骨远端对位对线，根据三柱理论，需实现内、外侧柱的角度稳定及足够宽度；手术入路为后正中尺骨鹰嘴截骨入路，显露骨折断端充分，复位理想，内固定选择合理，达到术前要求。

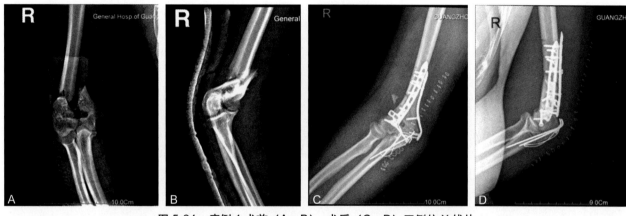

图 5-24　病例 1 术前（A、B）、术后（C、D）正侧位 X 线片

[病例 2]　郑某，女，39 岁。跌伤致左肱骨远端骨折，行切开复位螺钉内固定术。手术要点：采用肱骨远端外侧切口，充分显露骨折块，注意不要过分剥离骨折块上伸肌止点，2 枚克氏针固定骨折块位置满意后，再钻入螺钉。术前、术后 X 线片如图 5-25 所示。

★专家点评：骨折为肱骨远端外髁骨折，手术要点为恢复肱骨外髁解剖位置，恢复伸肌止点的稳固性，手术选用单纯螺钉固定，对骨折周围软组织剥离少，充分保护血供，也能提供足够的内固定稳定，恢复伸肌止点功能。

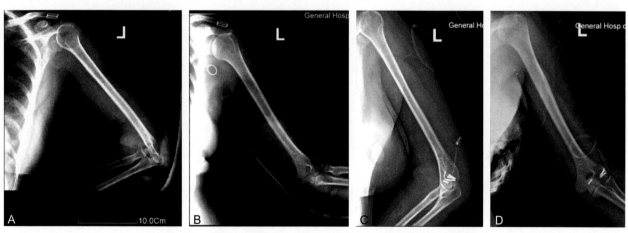

图 5-25　病例 2 术前（A、B）、术后（C、D）正侧位 X 线片

[病例3] 李某，女，76岁。诊断：类风湿关节炎，右肱骨远端骨折内固定术后骨不连。患者长期服用泼尼松。因外伤致右肱骨远端骨折片（图5-26A），行切开复位内固定术。术后1年随访X线片显示骨折断端骨不连（图5-26B），患者再次行肘关节置换术（图5-26C）。术后3、6个月X线片显示假体位置好（图5-26D、E），术后

3年显示假体无松动（图5-26F）。

★专家点评：对于年龄较大，骨质疏松明显，难以复位和固定的患者，切开复位内固定术的治疗效果往往无法达到预期。半限制型人工肘关节假体是目前临床上使用最多的主流假体。假体在肱骨和尺骨之间是耦合性连接，符合正常肘关节的运动特点。

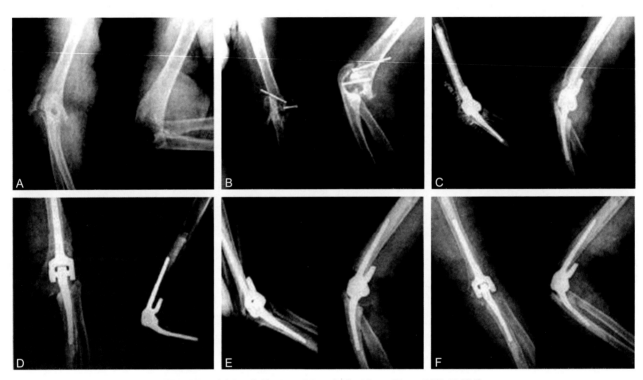

图5-26　病例3术前（A、B）、术后（C～F）正侧位X线片

[病例4] 陈某，男，6岁。跌倒至右肱骨髁上骨折，行闭合复位克氏针固定手术。术中操作要点：伸直型肱骨髁上骨折，实施纵向牵引，矫正缩短畸形。继之施加外翻或内翻应力，矫正侧方移位；再将肘关节屈曲，术者用拇指从后向前推挤骨折远端，整复骨折远端的向后方移位或成角移位。放置C臂机上透视正位片，效果满意后打入克氏针。术前、术后X线片如图5-27所示。

★专家点评：闭合复位经皮克氏针内固定仍然是治疗儿童移位型肱骨髁上骨折的首选治疗方案。闭合复位经皮桡侧交叉克氏针内固定治疗儿童髁上骨折具有创伤小、恢复快、疗效较好的特点，内外侧交叉克氏针在伸展、内翻、外翻稳定性上均表现良好，在轴向旋转测定中，内外交叉克氏针更稳定。故内外侧交叉克氏针固定仍是最稳定的固定方法。为了获得更稳定的复位，采用3枚克氏针固定。

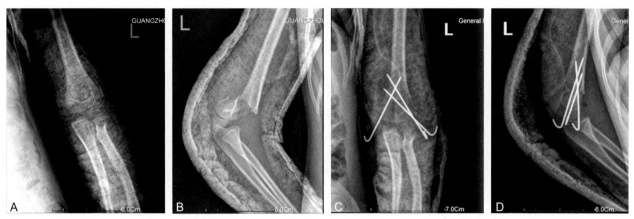

图 5-27　病例 4 右肱骨髁上骨折术前（A、B）、术后（C、D）X 线片

[病例 5]　黄某，7 岁，右肱骨远端髁上粉碎性骨折，行切开复位克氏针固定术。术中操作要点：肘正中切口，劈开三头肌，切除鹰嘴窝内的脂肪垫，手法复位位置满意后打入克氏针。术前、术后 CT 及 X 线片如图 5-28 所示。

　　★专家点评：肱骨远端骨折，骨骺骨折移位明显，肱骨髁上骨折的首选治疗方法是闭合复位经皮克氏针内固定，经皮用直径 1.5mm 克氏针固定，克氏针交叉点在骨折线上方，外侧的 2 ～ 3 根克氏针应平行或分散，避免克氏针在骨折线平面交叉。

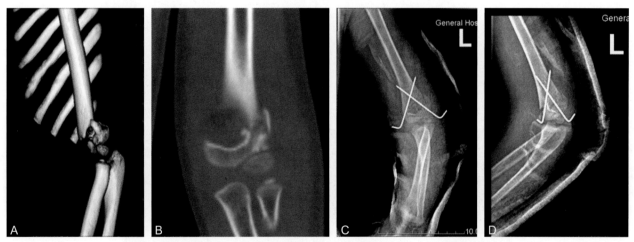

图 5-28　病例 5 右肱骨髁上骨折术前（A、B）、术后（C、D）X 线片

[病例 6]　李某，7 岁儿童，肱骨外髁骨折，克氏针固定。术中操作要点：外侧入路，避免过多剥离韧带止点。用巾钳辅助复位，交叉打入 2 枚克氏针（图 5-29）。

　　★专家点评：肱骨外髁骨折，使用克氏针固定，减少骨骺损伤，固定可靠，进针时需注意桡神经走行，避免损伤桡神经。

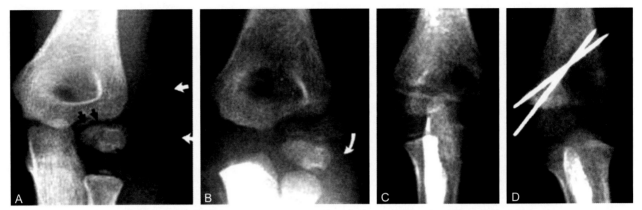

图 5-29　病例 6 左肱骨外髁骨折术前（A、B）、术后（C、D）X 线片

[**病例 7**]　张某，7 岁儿童，肱骨内髁骨折，克氏针固定。术中操作要点：内侧入路，注意保护尺神经，避免过多剥离韧带止点。用巾钳辅助复位，平行打入 2 枚克氏针（图 5-30）。

★专家点评：肱骨内髁骨折，骨骺骨折移位明显，使用克氏针固定，内固定选择合理，骨折复位良好，进针方式合理，固定可靠。进针时需注意尺神经走行，避免损伤尺神经。

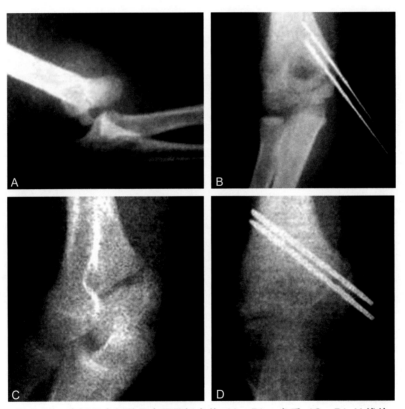

图 5-30　病例 7 右侧肱骨内髁骨折术前（A、B）、术后（C、D）X 线片

[**病例 8**]　张某，男，18 岁，肱骨小头骨折，采用螺钉内固定。操作要点：外侧入路，注意保护桡神经，巾钳、克氏针辅助复位，避免过多剥离肱骨小头韧带止点（图 5-31）。

★专家点评：肱骨小头骨折，骨折移位明显，大多数认为内固定物的选择应参照肱骨小头骨折块大小及骨折的类型，＞ 0.5cm 的骨软骨骨块选择应用无头螺钉或松质骨螺钉固定。

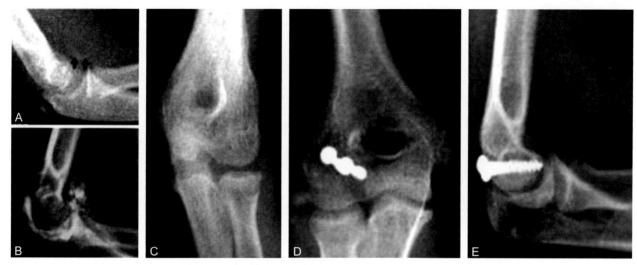

图 5-31　病例 8 左侧肱骨小头骨折术前（A ～ C）、术后（D、E）X 线片

（黄显华　吴　优　夏　虹）

参 考 文 献

代飞，吴雪晖，王序全，等．2008. 儿童肱骨髁上骨折经皮克氏针治疗的临床疗效 [J]. 第三军医大学学报，30(8): 678-680.

东靖明．2013. 肱骨小头骨折诊疗进展 [J]. 中国矫形外科杂志，21: 1206-1209.

葛子钢，范源，王承武．1996. 肱骨髁上骨折伴移位时神经损伤的观察 [J]. 中华小儿外科杂志，17(5): 291-292.

顾玉东．2007. 如何治疗肱骨髁上骨折防治前臂缺血性肌挛缩 [J]. 中华手外科杂志，23(3): 129-130.

姜保国，张殿英，付中国，等．2010. 肱骨远端骨折的治疗建议 [J]. 中华创伤骨科杂志，(12): 1147-1152.

文玉伟，王强，2017. 儿童肱骨髁上骨折的诊疗进展 [J]. 中华小儿外科杂志，38: 390-393.

吴昊，查振刚，林宏生，等．2010. 人工肱骨头置换与切开复位钢板内固定治疗肱骨近端粉碎性骨折的对比研究 [J]. 南方医科大学学报，(3): 560-565.

Anwar R, Rahman N, Iqbal M J, et al. 2011. Comparison of the two methods of percutaneous K-wire fixation in displaced supracondylar fracture of the humerus in children. J Post Grad Med Instr, 25: 356-361.

Gaston R G, Cates R B, Devito D, et al. 2010. Medial and lateral pinning versus lateral entry pin fixation for type 3 supracondylar fractures in children: a prospective surgeon randomized study[J]. J Pediatr Orthop, (30): 799-806.

Guler O, Mutlu S, Isyar M, et al. 2016. Mahirogullar1 Mahir. Prone versus supine position during surgery for supracondylar humeral fractures[J]. J Orthop Surg, 24(2): 167-169.

Guler O, Mutlu S, Isyar M, et al, 2016. Prone versus supine position during surgery for supracondylar humeral fractures[J]. J Orthop Surg, 24(2): 167-169.

Kao H K, Yang W E, Li W C, et al. 2014. Treatment of Gartland type III pediatric supracondylar humerus fractures with the Kapandji technique in the prone position. J Orthop Trauma, 28(6): 354-359.

Pellegrin M D, Brivio A, Fracassetti D. 2014. Le fratture del gomito. Giornale Italiano di Ortopedia e Traumatologia, 40: 233-238.

Rockwood C A Jr. 1984. Injuries to the acromioclavicular joint[J].vol1, 2nd.Philadelphia: JBLippincott: p860-910.

Venkatadass K, Balachandar G, Rajasekaran S. 2015. Is prone position ideal for manipulation and pinning of displaced pediatric extension-type supracondylar fractures of humerus? A randomized control trial[J]. J Pediatr Orthop, 35(7): 672-676.

Weinberg A M, Marzi I, Günter S M, et al. 2002. Supracondylar humerus fracture in childhood-an efficacy study. Results of a multicenter study by the Pediatric Traumatology Section of the German Society of Trauma Surgery-I: Epidemiology, effectiveness evaluation and classification[J]. Unfallchirurg, 105(3): 208-216.

Wilkins K E, Beaty J H, Chambers H G. 1996. Fractures and dislocations of the elbow region. In: Wilkins KE, Beaty JH, editors. Fractures in children. Fourth Edition Rockwood CA: Lippincott-Raven, 653-904.

X B, Wang X M, Yang Y G, et al. 2015. Case-control study on shoulder pain caused by hook plate for the treatment of acromioclavicular joint dislocation[J]. Zhongguo Gu Shang /China J Orthop Trauma, 28(6): 491-495. Chinese with abstract in English.

第6章

尺骨鹰嘴骨折

一、解剖学特点

尺骨近端的C形大切迹由尺骨冠突及尺骨鹰嘴组成，尺骨冠突、尺骨鹰嘴与肱骨滑车共同构成肱尺关节，供肘关节屈伸活动。肱三头肌肌腱附着于尺骨鹰嘴，尺神经在肱骨远端的内上髁下方沿尺神经沟与尺骨鹰嘴内侧面下行。

二、影像学评估与骨折分型

（一）肘关节正侧位X线片

作为常规检查，可了解骨折部位、形态及骨折移位程度，并可做初步诊断。

（二）肘关节CT及三维重建检查

尺骨鹰嘴骨折为关节内骨折，CT检查可详细显示骨折及脱位情况，并可明确是否合并桡骨小头及尺骨冠突骨折。

（三）骨折分型

尺骨鹰嘴骨折分型较多，Schatzker分型是目前最常用的分型（图6-1）；Colton将鹰嘴骨折分为无移位骨折和有移位骨折两类；Morrey基于骨折移位、粉碎程度和肘关节稳定性进行了更细致的分类。

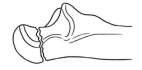

Ⅰ型：简单横行骨折

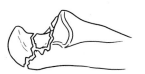

Ⅱ型：横行压缩骨折

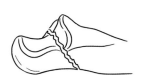

Ⅲ型：斜行骨折

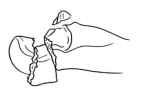

Ⅳ型：粉碎性骨折

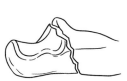

Ⅴ型：远端斜行骨折

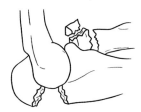

Ⅵ型 骨折-脱位型，尺骨鹰嘴骨折合并肘关节脱位，常合并桡骨小头骨折

图6-1 Schatzker分型

Mayo 分型（图 6-2）：Ⅰ型，无移位型骨折；Ⅱ型，移位的稳定型骨折；Ⅲ型，移位的不稳定型骨折；其中，Ⅱ、Ⅲ型骨折分别有两个亚型，即 A 型单纯（完全）骨折、B 型粉碎性（不完全）骨折。

经典分型：Ⅰ型，撕脱性骨折；Ⅱ型，斜行骨折；Ⅲ型，骨折伴肘关节脱位。

三、术 前 计 划

对于 Mayo Ⅰ型无移位型骨折，若屈、伸肘关节时无移位且骨折完全稳定，可行石膏固定 3 ～ 5 日非手术治疗，然后进一步行康复锻炼。若为无移位粉碎性或关节面移位 ＜ 2mm 的骨折，可行石膏或支具中立屈曲位固定 3 ～ 4 周（图 6-3、图 6-4）。

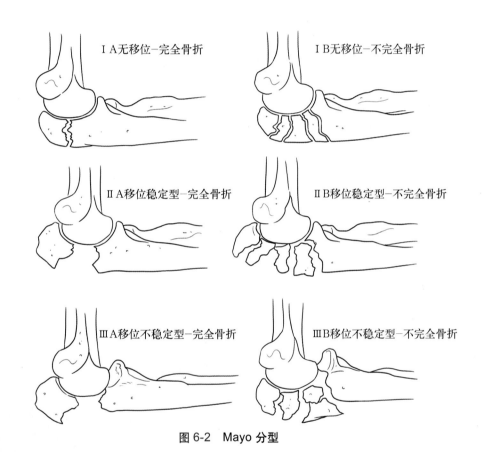

ⅠA无移位-完全骨折　　ⅠB无移位-不完全骨折

ⅡA移位稳定型-完全骨折　　ⅡB移位稳定型-不完全骨折

ⅢA移位不稳定型-完全骨折　　ⅢB移位不稳定型-不完全骨折

图 6-2　Mayo 分型

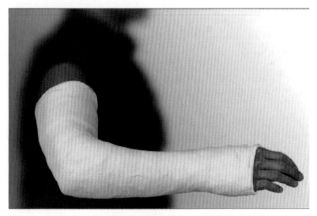

图 6-3　长臂石膏托固定治疗尺骨鹰嘴骨折

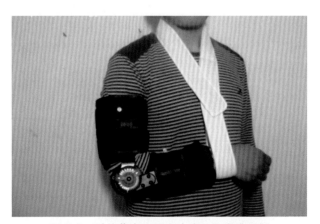

图 6-4　肘关节支具固定治疗尺骨鹰嘴骨折

对于 Mayo Ⅱ 型移位的稳定型骨折，目前主张无论是单纯骨折还是粉碎性骨折，均应行切开复位内固定治疗。骨折内固定方式可选择克氏针张力带、钢板螺钉、髓内固定等。

Mayo Ⅲ 型移位的不稳定骨折临床上较罕见，通常由高能量损伤引起，骨折多为粉碎性。对于不稳定型尺骨鹰嘴骨折，目前多主张行切开复位内固定术。

四、手术操作与技巧

1. 手术可选用臂丛麻醉或全身麻醉，将患肢外展放置于手术台。

2. 切口一般为肘后正中入路（图6-5～图6-7）。用记号笔标记尺骨鹰嘴正中线，上肢驱血、气压止血带止血。沿预先手术切口切开浅筋膜层后，

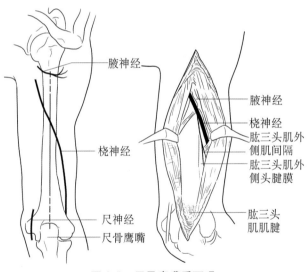

图 6-5　尺骨鹰嘴后面观

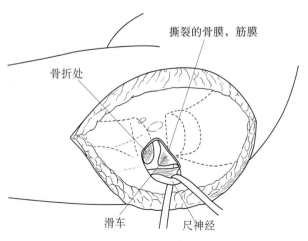

图 6-6　肘后正中入路显露尺神经

注意首先显露尺神经，并用橡皮条保护，橡皮条切忌用弯钳牵扯，以免造成尺神经牵拉损伤。

3. 通过翻转近端骨折块（图6-8），可以充分显露关节面并行解剖复位。对于 Ⅱ A 型单纯骨折，可选用 2 枚克氏针于鹰嘴后侧平行、斜行打入横穿骨线，注意克氏针应于尺骨冠突前方穿过对侧皮质，以防止术后克氏针滑出（图6-9）。固定后应用 C 臂机透视，检查克氏针长度及骨折复位情况。剪短克氏针弯向尺骨端，用 1 根张力带钢丝穿过肱三头肌肌腱下方，环绕 2 枚克氏针尾部，在尺骨背侧绕成"8"字形，于骨折线远端尺骨中轴背侧钻孔，将张力带紧贴骨面加压拧紧，再次透视检查骨折复位情况。

4. Ⅱ B 型及Ⅲ型骨折应用解剖钢板予以固定。手术切口同上。依据骨折线长度选择合适长度钢板，但应注意合并冠突骨折时，一定予以复位，可经背侧固定。骨折缺损区域可予以植骨。骨折复位及固定后应再次行 C 臂机透视，同时做肘关节应力试验。若存在肘关节不稳，则需要修复内侧或外侧副韧带。

5. 术区彻底止血后反复应用生理盐水冲洗，放置引流管。

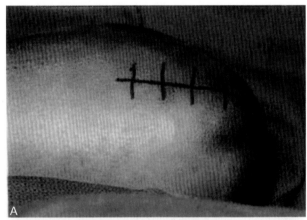

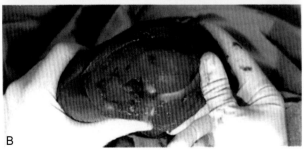

图 6-7　肘后正中切口，切开后显露尺神经并予以保护

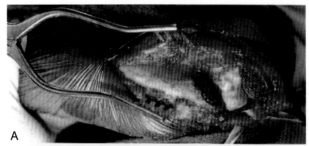

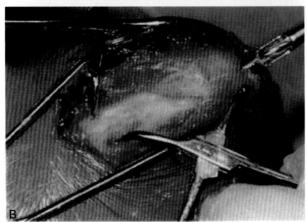

图 6-8 显露骨折断端并予以复位

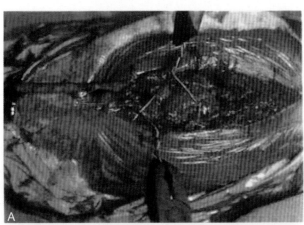

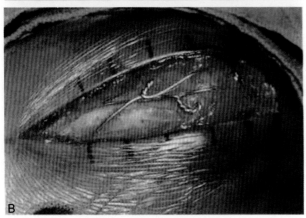

图 6-9 对骨折断端进行固定

五、常见并发症

1. **运动功能的丢失** 原因为肘关节僵硬，术后未及时进行功能锻炼。防治措施：术后积极合理展开功能锻炼。

2. **骨折不愈合** 术中骨折处血供破坏较严重及术后固定不可靠是骨折不愈合的主要原因。处理措施是二次手术联合植骨。

3. **尺神经麻痹** 鉴于尺骨鹰嘴部的解剖结构特点，尺神经位于尺骨鹰嘴的尺神经沟中，位置表浅，故术中容易损伤尺神经。防治措施：术中显露并游离尺神经，操作需柔和细致，避免过度牵拉。

4. **骨折畸形愈合** 主要原因是术中对位对线不理想。采用截骨矫形术予以处理。

5. **创伤性关节炎** 最常见原因是高能量关节内骨折。术中操作轻柔，术后合理进行功能锻炼，可降低创伤性关节炎的发生率。

克氏针张力带最常见的并发症是术后克氏针退出造成的疼痛。有学者认为克氏针固定尺骨前方皮质的方法较固定在尺骨长轴内退钉率更低；此外，在打入克氏针时，其角度及深度也需注意，有刺伤前方血管、神经的可能；在使用克氏针张力带时亦应注意透视克氏针的方向和深度，应使克氏针尖端恰好位于尺骨前侧皮质内，钢丝于三头肌肌腱下方穿行固定。

六、典型病例与专家点评

[**病例1**] 施某，28岁，女。跌伤致右肘部肿痛，入院后完善 X 线检查，明确诊断为右尺骨鹰嘴骨折，关节面有压缩（图 6-10、图 6-11）。

骨折分型：Mayo Ⅱ 型鹰嘴骨折。

治疗：切开复位内固定，张力带固定。

手术方式：手术选用后正中入路，行切开复位内固定术，张力带固定。

★专家点评：该病例为 Mayo Ⅱ 型，即移位的稳定型骨折。骨折块为横行或斜行，有足够的骨储备，可选择髓内螺钉、克氏针与张力带固定。该病例选择克氏针与张力带固定，选择合理，张力带固定可靠，术后可早期活动关节。

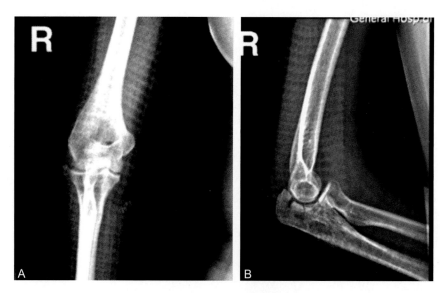

图 6-10　右尺骨鹰嘴骨折术前 X 线片
A. 正位片；B. 侧位片

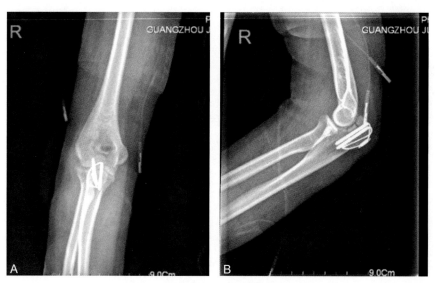

图 6-11　右尺骨鹰嘴骨折术后 X 线片
A. 正位片；B. 侧位片

[病例 2]　谢某，男，50 岁。高处坠落伤，致左肘部肿痛，入院后完善 CT 检查，明确诊断为左尺骨鹰嘴粉碎性骨折（Mayo Ⅲ型）见图 6-12、图 6-13。

骨折分型：鹰嘴骨折，Mayo Ⅲ型。

治疗：行肘后侧切口，切开复位钢板螺钉内固定治疗。

手术方式：选择后正中入路，行切开复位内固定术，钉板固定。

★专家点评：粉碎性骨折采用单纯克氏针与张力带难以维持。本病例应用鹰嘴专用钉板系统，内固定选择合理，骨折固定可靠，关节面解剖复位，术后可早期活动关节。

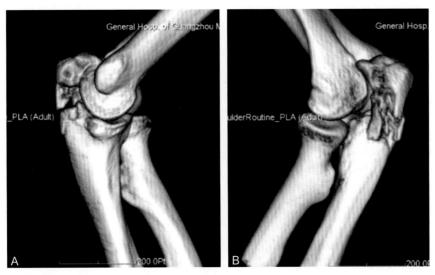

图 6-12　尺骨鹰嘴骨折的术前 X 线片

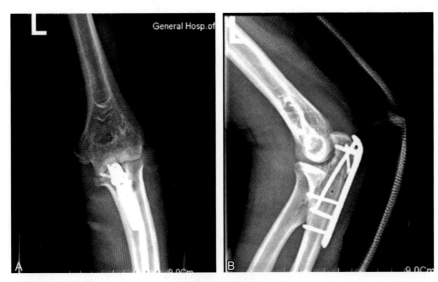

图 6-13　尺骨鹰嘴骨折的术后 X 线片

A. 正位片；B. 侧位片

（夏远军　黄显华　张　宇）

参 考 文 献

姜保国，张殿英，付中国 . 2007. 切开复位内固定治疗肱骨髁间骨折的疗效分析 [J]. 中华创伤杂志，23(2): 97-99.

王世龙，汤超亮，张权，等 . 2014. 角稳定钢板结合关节面下支撑治疗关节面粉碎的尺骨鹰嘴骨折 [J]. 中华骨科杂志，34(10): 1008-1015.

吴英华，张铁良，金硕，等 . 2005. 经尺骨鹰嘴关节外斜行截骨治疗肱骨髁间骨折 [J]. 中华骨科杂志，25(8): 472-475.

Edwards S G, Martin B D, Fu R H, et al. 2011. Comparison of olecranon plate fixation in osteoporotic bone: do current technologies and designs make a difference[J]. J Orthop Trauma, 25(5): 306-311.

Gordon M J, Budoff J E, Yeh M L, et al. 2006. Comminuted olecranon fractures: A comparison of plating methods[J]. J Shoulder Elbow Surg, 15(1): 94-99.

Hak D J, Golladay G J. 2000. Olecranon fractures: treatment options[J].J Am Acad Orthop Surg, 8(4): 266-275.

Lucke M. 2009. Olecranonfrakturen//Stöckle U, ed.

Ellenbogenchirur-gie. München: Elsevier, 94-103.

Mullett J H, Shannon F, Noel J, et al. 2000. K-wire position in tensionband wiring of the olecranona-a comparison of two techniques[J]. Injury, 31(6): 427-431.

Newman S D, Mauffrey C, Krikler S. 2009. Olecranon fractures[J]. Injury, 40(6): 575-581.

Plecko M. 2006. Open proximal ulnar fracture 21-B1; simple ulnar shaftfracture 22-A1; anterior dislocation of the radial head//Wagner M, Frigg R, eds. AO manual of fracture management: internal fixators: concepts and cases using LCP and LISS [M]. Stuttgart: Thieme, 371-380.

Rommens P M, Kuchle R, Schneider R U, et al. 2004. Olecranon frac-tures in adults: factors influencing outcome [J]. Injury, 35(11): 1149-1157.

Sahajpal D, Wright T W. 2009. Proximal ulna fractures[J]. J Hand Surg Am, 34(2): 357-362.

Siebenlist S, Torsiglieri T, Kraus T, et al. 2010. Comminuted fractures of the proximal ulna-Preliminary results with an anatomically preshaped locking compression plate (LCP) system[J]. Injury, 41(12): 1306-1311.

Suresh S S. 2009. Management of comminuted olecranon fractures with precut Kwires and tension band wiring [J]. Tech Hand Up Ex-trem Surg, 13(2): 82-84.

Tan S L, Balogh Z J. 2009. Indications and limitations of locked plating[J]. Injury, 40(7): 683-691.

Tejwani N C, Garnham I R, Wolinsky P R, et al. 2003. Posterior olecranon plating: biomechanical and clinical evaluation of a new operative technique[J]. Bull Hosp Jt Dis, 61(12): 27-31.

第7章

桡骨小头骨折

一、解剖学特点

桡骨小头位于肘关节内,属于完全的关节内结构,参与肱桡关节及上尺桡关节的活动(图 7-1)。

桡骨小头的血供主要来自于桡侧返动脉的单个分支(图 7-2),少量来自桡侧返动脉和骨间返动脉分支的供应。

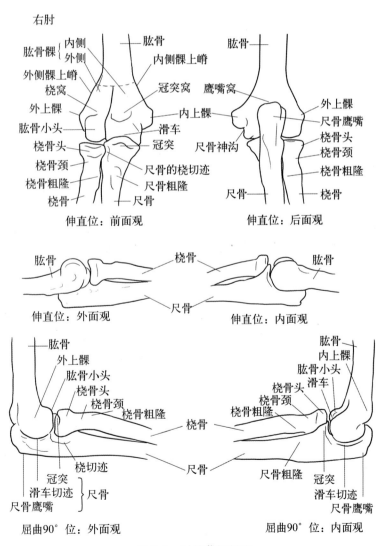

右肘

肱骨髁 { 内侧 外侧

肱骨

内侧髁上嵴

肱骨

外侧髁上嵴

桡窝

冠突窝

鹰嘴窝

外上髁

内上髁

外上髁

尺骨鹰嘴

肱骨小头

滑车

尺骨神沟

桡骨头

桡骨头

冠突

桡骨颈

桡骨颈

尺骨的桡切迹

桡骨粗隆

尺骨粗隆

桡骨粗隆

桡骨

尺骨

尺骨

桡骨

伸直位:前面观

伸直位:后面观

肱骨

桡骨

肱骨

尺骨

伸直位:外面观

伸直位:内面观

肱骨

肱骨

外上髁

内上髁

肱骨小头

肱骨小头

桡骨头

滑车

桡骨颈

桡骨头

桡骨粗隆

桡骨颈

桡骨

桡骨粗隆

桡骨

桡切迹

尺骨

冠突

尺骨粗隆

滑车切迹 } 尺骨

冠突

尺骨鹰嘴

滑车切迹

尺骨鹰嘴

屈曲90°位:外面观

屈曲90°位:内面观

图 7-1　肘关节解剖图

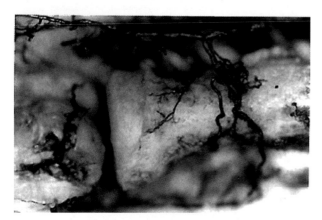

图 7-2 桡骨小头主要血供（桡侧返动脉分支）

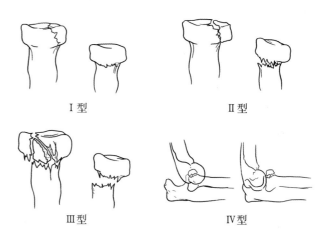

图 7-3 桡骨小头改良 Mason 分型

二、影像学评估与骨折分型

（一）肘关节正侧位 X 线片

作为常规检查，肘关节正侧位 X 线片可以了解桡骨小头骨折的部位、形态及骨折移位程度，正位片中还可发现是否合并桡骨小头脱位及半脱位，但往往不能准确地判断关节面的坍塌及骨折粉碎程度。

（二）肘关节 CT 及三维重建

肘关节 CT 及三维重建可以更加精确地显示桡骨小头骨折的具体部位、形态及移位程度，并可依据三维重建模型模拟骨折复位。

（三）肘关节 MRI 检查

肘关节 MRI 检查可以更好地评估合并损伤，如环状韧带撕裂、软骨损伤及关节内是否有游离体。

（四）骨折分型

桡骨小头骨折分类从最初的 Mason 分型，先后经历了 Johnson 分型和改良 Mason 分型，目前应用最多的是改良 Mason 分型（图 7-3）。

Ⅰ型：单纯骨折无移位，查体时前臂旋转无机械阻挡。

Ⅱ型：骨折边缘骨块有移位，妨碍前臂正常旋转。

Ⅲ型：粉碎性骨折或关节面塌陷。

Ⅳ型：粉碎性骨折伴有肘关节脱位，韧带损伤，冠突骨折或 Monteggia 骨折。

三、术前计划

在明确诊断后，依据骨折的分型决定是否行手术治疗，选择最佳手术方案及手术入路。术前应积极完善肘关节 X 线及 CT 等相关检查，并依据辅助检查完善骨折分型。

儿童单纯桡骨小头脱位较为罕见，临床上可见急性单纯性桡骨头前脱位、外侧脱位、后侧脱位。儿童查体不配合，肘关节骨化尚未完成，因此 X 线检查往往容易漏诊。对于有明确牵拉病史、查体不配合、患侧 X 线检查不能明确诊断的患儿，可加拍对侧进行对比。对于诊断明确的急性桡骨小头脱位，应积极进行手法复位。前脱位复位成功后，前臂应保持在旋后位屈肘 90°；而后脱位复位成功后，前臂应保持在旋前位屈肘 90°。只有超过 3 周或闭合复位失败的患儿，才有切开复位的指征。

儿童桡骨小头及桡骨颈骨折，治疗首选手法复位，通常可接受 30°内的成角畸形。如果骨折移位明显且向外侧成角，可行闭合复位经皮克氏针固定。对于复位效果欠佳，且骨折成角超过 45°，应采用切开复位内固定。

成人桡骨小头骨折，桡骨小头骨折无移位（即 Mason Ⅰ型骨折）或骨折移位＜2mm 或累及较小部分桡骨小头关节面，且肘关节活动没有机械性阻碍时，可选择非手术治疗。桡骨小头骨折关节面移位＞2mm，且关节活动时发现肘关节活动不稳或有阻碍时，可选用切开复位内固定术，或人工桡骨小头置换术。目前对于 Mason Ⅱ型患者，手术及非手术治疗的选择仍存在分歧。若明确有运动阻碍，应考虑手术治疗，宜选用切开复位内固定。Mason Ⅲ型骨折通常存在较严重的损伤，常伴有肘关节脱位及其他损伤，建议行手术切开复位，应用解剖锁定钢板固定，并依据关节面塌陷程度行骨移植术，也有学者建议行桡骨小头置换术。

对于 Mason Ⅲ型、Ⅳ型骨折，脱位的桡骨小头及脱出的骨折块可能损伤桡神经深支，且其损伤后并不表现垂腕及皮肤感觉障碍，易漏诊，故术前一定要检查伸拇、伸指功能，必要时进行肌电图检查。

手术入路目前多选择外侧 Kocher 入路。置入物的选择包括 Herbert 螺钉、T 形解剖钢板及金属假体置换等。内置入假体必须放置于桡骨小头的安全区域，即上尺桡关节以外约 90°扇形区域，此区域不参与上尺桡关节与桡骨小头在前臂的完全旋前和旋后。

四、手术操作与技巧

（一）桡骨小头骨折切开复位

1. 手术可选用臂丛麻醉或全身麻醉，备上肢止血带，将患肢外展放置于手术台。

2. 将患肢屈肘 90°，旋转前臂，感受桡骨小头旋转运动，并用记号笔标记出肱骨外髁及桡骨小头的体表位置，标记手术切口（图 7-4）。

3. 上肢驱血，气压止血带止血。沿预设手术切口切开，切口起自外上髁、越过桡骨头做一长度约 5cm 的斜行切口（图 7-5），从肘肌与尺侧腕伸肌间隙进入（图 7-6），充分显露关节囊，切开关节囊后即可显露骨折断端（图 7-7）。

4. 冲洗关节内瘀血，去除游离于关节内的小

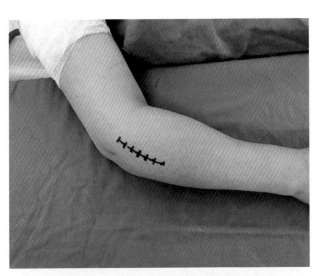

图 7-4　Kocher 切口体表标记图

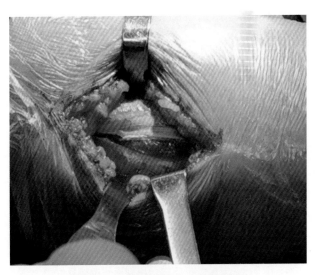

图 7-6　分离尺侧腕屈肌牵开肘肌

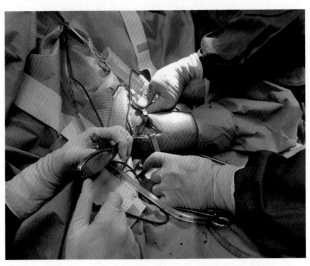

图 7-5　切开后显露肘肌及尺侧腕屈肌间隙

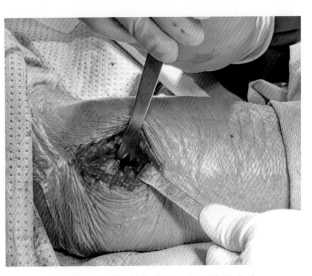

图 7-7　显露外侧关节囊，显露桡骨小头

骨块。若骨折断端有软组织附着，应注意保护其血供。直视下剥离子撬拨复位骨折断端（图7-8），复位良好后（图7-9），根据情况可用克氏针临时固定，旋转前臂，明确有无关节内活动阻碍，确定内置物安全区域，对于简单的二部分移位骨折，复位后可选用2枚Herbert螺钉固定，并于安全区内放置内置入物。

5. 粉碎性骨折不可过多剥离软组织，应尽可能平复关节面，维持关节面高度，复位后的骨缺损行骨移植手术，合并桡骨颈的粉碎性骨折宜选用锁定钢板固定（图7-10、图7-11）。

6. 术前检查若发现骨间背神经损伤情况，术中应予以探查，取出卡压骨折块，复位后探查神经连续性，术后密切关注神经恢复情况。

7. 术区彻底止血后反复应用生理盐水冲洗，并于关节内放置引流管。

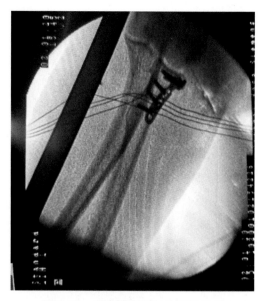

图 7-10　术中透视见肘关节正位图

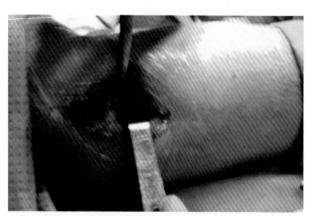

图 7-8　显露骨折断端，用剥离子撬拨复位图

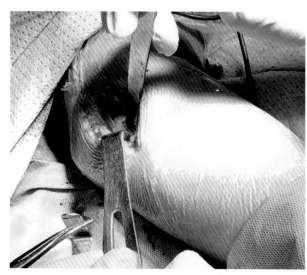

图 7-9　直视下见骨折复位良好

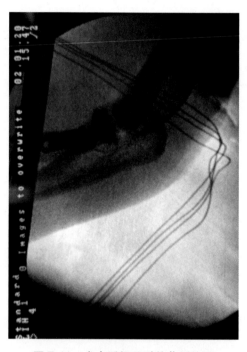

图 7-11　术中透视见肘关节侧位图

8. 桡骨小头向外侧脱位患者多伴有桡骨环状韧带损伤，缝合时应予以修复，但损伤后的韧带多为撕裂状，且置入内置入物后环状韧带张力增加，为术中修复带来难度。故缝合时更应注意外侧副韧带的裂口及切口的缝合，也不宜缝合过紧，以免影响术后前臂的旋转功能。

（二）Boyd 入路

1. 可用于处理复杂的肘关节骨折脱位，可以同时显露尺骨、桡骨近端。

2. 切口近端沿肱三头肌外缘，向下沿肘肌、尺侧腕伸肌与尺骨之间的间隙进入（图 7-12）。切开皮肤、皮下组织，牵拉向两侧，显露尺骨鹰嘴、肘肌、尺侧腕伸肌及内侧的尺侧腕屈肌。

3. 近端沿肱三头肌外缘，远端沿尺骨和肘肌、尺侧腕伸肌之间的深筋膜切开，尺骨背侧切开骨膜，在肘肌、尺侧腕伸肌的深面做骨膜下剥离。向外侧牵开肘肌及尺侧腕伸肌，显露尺骨上 1/3 部附着于尺骨的旋后肌。将前臂旋前，靠近尺骨处，切断旋后肌，注意保护位于旋后肌浅层与深层之间的骨间后神经。

4. 用甲状腺拉钩将切断的旋后肌连同肘后肌、尺侧腕伸肌牵向外侧，显露桡骨近端 1/4。

（三）桡骨小头置换术

1. 手术可选用臂丛麻醉或全身麻醉，备上肢止血带，将患肢外展放置于手术台。

2. 将患肢屈肘 90°，旋转前臂，感受桡骨小头旋转运动，并用记号笔标记出肱骨外髁及桡骨小头的体表位置，标记手术切口。

3. 上肢出血，气压止血带止血。沿预设手术切口切开，切口起自外上髁，从肘肌与尺侧腕伸肌间隙进入，稍偏副韧带前方进入外侧关节囊，切开关节囊和环状韧带后可显露桡骨小头（图 7-13）。尽量不要分离外侧肱尺韧带，如果显露不充分还可以向近端延长切口，显露肱桡关节的近端部分。

4. 取出完全粉碎的桡骨小头骨碎片(图 7-14)，将导向器放于肱骨小头上，其轴线指向杆指向尺骨茎突，此方向与前臂旋转的解剖轴线一致（图 7-15、图 7-16），在导向器引导下检查前臂旋转，保证正确的力线。将导向器的近端翼置于肱骨小头关节面。在切除桡骨小头之前，注意要旋转前臂，以确保桡骨小头的切除平面与旋转轴垂直。

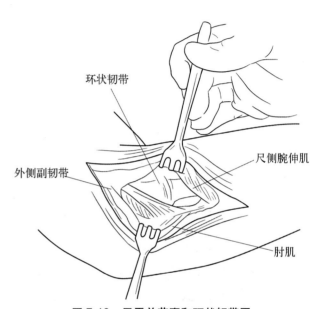

图 7-13 显露关节囊和环状韧带图

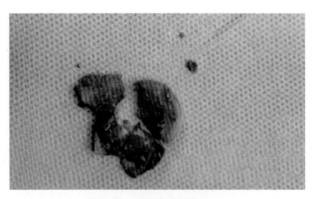

图 7-14 粉碎的桡骨小头

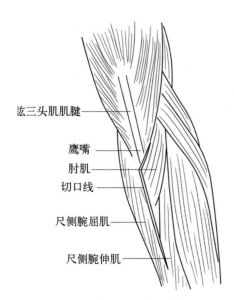

图 7-12 Boyd 手术入路切口

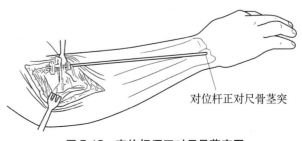

图 7-15 定位杆须正对尺骨茎突图

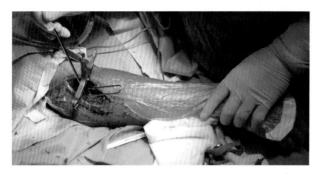

图 7-16　术中定位杆定位

5. 切除桡骨小头后，测量桡骨小头大小（图 7-17），选择合适大小的桡骨小头假体备用（图 7-18）。再次旋转前臂并显露髓腔（图 7-19），起

始钻钻入髓腔开口后，弯形锥尖头插入髓腔（图 7-20），注意锥形工具的尖端应朝向桡骨粗隆对侧，试模器确定大小合适的头。

6. 假体柄以旋转方式向髓腔插入并用加压器打实，对于骨质疏松的患者，也可以应用骨水泥技术。假体柄安放完毕后再装配合适大小的桡骨小头（图 7-21）。在纵向牵引或者内翻应力下增大肱桡关节间隙可以使人工桡骨头更容易安装。

7. 安装好假体后，再次活动肘关节，评价假体的适配性；如果伴有桡侧副韧带的损伤，桡侧副韧带的重建是必要的，关节囊和环状韧带的修复也是关键的步骤，必要时需要做紧缩缝合（图 7-22）。

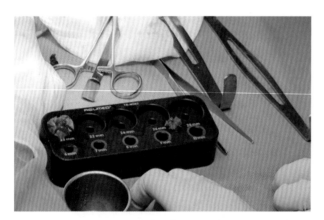

图 7-17　测量桡骨小头大小

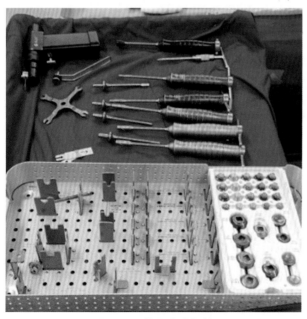

图 7-18　桡骨小头假体

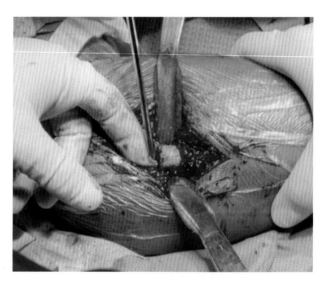

图 7-19　显露骨髓腔图

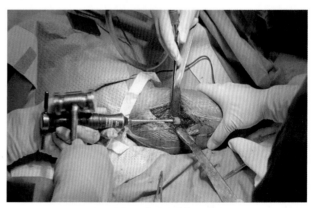

图 7-20　锥头尖插入髓腔

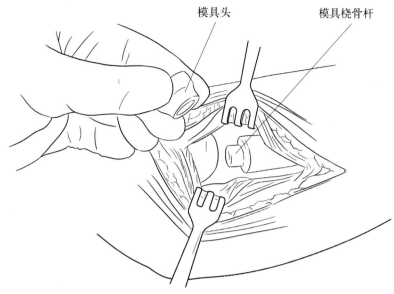

模具头   模具桡骨杆

图 7-21 安装合适大小的人工桡骨小头图

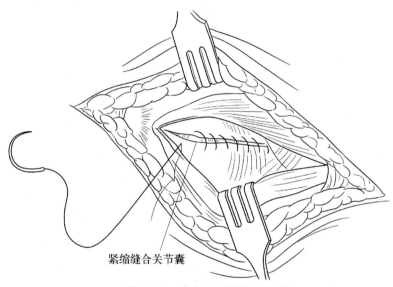

紧缩缝合关节囊

图 7-22 缝合环状韧带和关节囊

五、常见并发症

1. 内固定失败 常见原因有骨折粉碎程度较大，内固定选择不合理，螺钉数目、固定深度不足等。早期发现者需额外加石膏外固定，晚期失败者需二次手术。

2. 前臂旋转运动丧失 置入桡骨头内置物时应提前判断桡骨头的安全区位置，术中通过患肢极度旋前、旋后进行安全区位置的判定，内置入物务必放置于安全区范围内。内置物包括无头螺钉、微型钢板、解剖锁定钢板等，应依据术前骨折类型选择内置入物，同时避免使用过于厚重的钢板。

3. 桡骨小头坏死、骨不连 原因包括术中剥脱软组织较多、桡骨小头周围血供被严重破坏。术中操作应轻柔，保护血供，内固定选择合理。

4. 肘关节僵硬 桡骨头固定术后最常见的并发症是肘关节僵硬，尤其是粉碎性骨折或副韧带损伤引起应力增加或对修复的骨块形成瘢痕的病例。术中解剖复位，术后积极功能康复训练是预防肘关节僵硬的重要措施。

5. Volkmann 缺血挛缩 常与处理不当有关，出血和组织肿胀可使筋膜间室压力升高，外固定包扎过紧和屈肘角度太大可使间室容积减少或无法扩张，是诱发本病的重要因素。石膏固定后应密切观察前臂及手指的血供。

6.神经损伤 桡骨小头骨折可合并桡神经损伤，大多数损伤为神经传导功能障碍或轴索中断，数日或数月内可自行恢复，完全性神经断裂很少见。神经损伤的早期处理主要为支持疗法，被动活动关节，保持功能位。伤后2～3个月若临床与肌电检查皆无恢复迹象，应考虑手术探查修复。

六、典型病例与专家点评

[病例1] 胡某，男，19岁。跌伤致左肘部肿痛入院，完善检查后诊断为左桡骨小头骨折并上尺桡关节半脱位（图7-23）。

骨折分型：左桡骨小头粉碎性骨折（Mason Ⅲ型）。

治疗：需恢复桡骨小头关节面及解剖长度，否则易造成上尺桡关节畸形，肘关节活动障碍（图7-24）。

手术方式：选用外侧Kocher入路，行切开复位内固定术，内置入物选择解剖钢板治疗。

★专家点评：桡骨小头复位良好，上尺桡关节脱位得以纠正，钢板选择解剖薄型，对软组织接触较少，固定螺钉未进入关节内，钉板固定系统不会对术后关节锻炼造成影响。

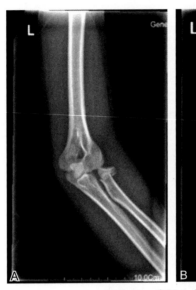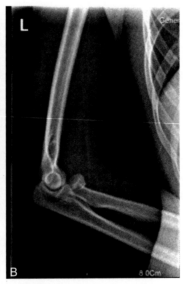

图7-23 病例1术前X线片
A.正位片；B.侧位片

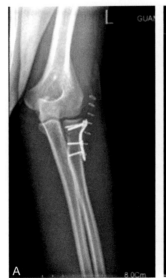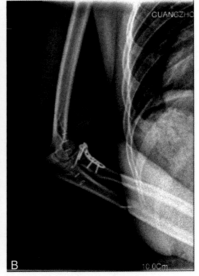

图7-24 病例1术后X线片
A.正位片；B.侧位片

[病例 2]　刘某，女，10 岁。跌伤致右桡骨小头骨折，完善检查后诊断为右桡骨小头骨折并上尺桡关节半脱位（图 7-25、图 7-26）。

骨折分型：右桡骨小头骨折并上尺桡关节半脱位（Mason Ⅲ型）。

治疗：非手术治疗难以恢复桡骨头解剖位置，易引起肘关节功能丧失。为实现早期肘关节功能锻炼，行手术治疗。

手术方式：选用外侧 Kocher 入路，行切开复位内固定术，内置入物选择解剖钢板治疗。

★专家点评：手术适应证明确，手术入路选择合理，直接显露骨折部位，方便复位，但需小心保护桡神经，钉板系统需选择薄型钢板，尽量减少钢板占位对上尺桡关节活动的影响。

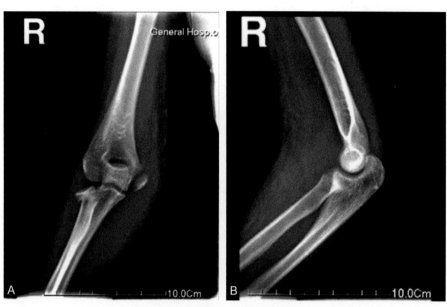

图 7-25　病例 2 术前 X 线片
A. 正位片；B. 侧位片

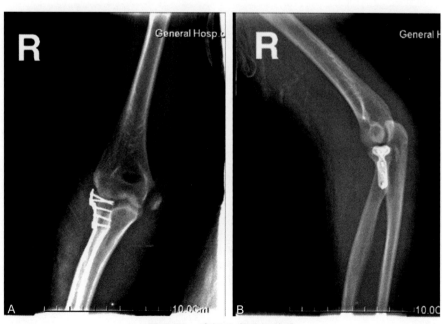

图 7-26　病例 2 术后 X 线片
A. 正位片；B. 侧位片

[病例3] 徐某，男，18岁，滑板跌伤致左桡骨小头骨折并桡骨小头脱位（图7-27、图7-28）

骨折分型：左桡骨小头骨折并上尺桡关节半脱位（Mason Ⅲ型）。

治疗：切开复位钢板内固定＋克氏针固定。

手术方式：手术选用外侧 Kocher 入路，行切开复位内固定术，内置物选择解剖钢板（图7-29）。

★专家点评：本例为桡骨小头骨折并完全翻转，肱桡关节完全脱位，若不恢复则造成肘关节活动障碍。桡骨小头复位后选择合适薄型解剖钢板固定，因伴有肱桡关节脱位，故在此基础上以克氏针固定肱桡关节。本次手术既恢复了桡骨头的解剖位置，又固定修复肱桡关节，内固定方式选择合理。

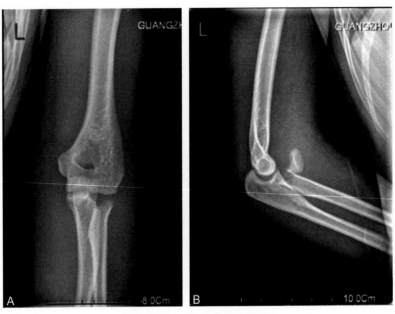

图 7-27 病例 3 术前 X 线片
A. 正位片；B. 侧位片

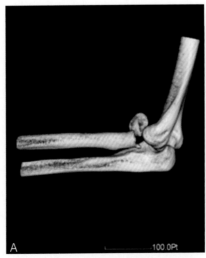
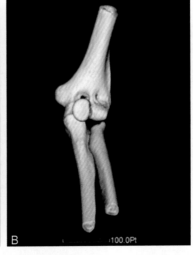

图 7-28 病例 3 术前 CT 平扫三维重建

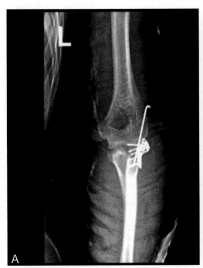
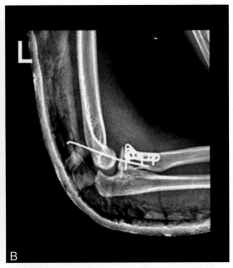

图 7-29 病例 3 术后 X 线片

A. 正位片；B. 侧位片

[病例4] 曹某，男，21 岁。跌伤致左桡骨小头、桡骨颈骨折（图 7-30、图 7-31）。

骨折分型：左桡骨小头骨折脱位并桡骨颈骨折（Mason Ⅳ 型）。

治疗：非手术治疗难以令桡骨头、桡骨颈骨折复位，必须行切开复位内固定术。

手术方式：选用外侧 Kocher 入路，行切开复位内固定术（图 7-32）。

★专家点评：内置入物选择解剖钢板，长度需足够固定桡骨小头至桡骨颈部。术后复查可见桡骨小头和桡骨颈部复位均良好，螺钉长度及数目合适，可早期行关节锻炼。

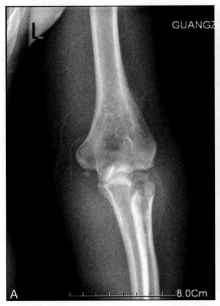
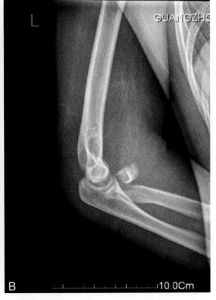

图 7-30 病例 4 术前 X 线片

A. 正位片；B. 侧位片

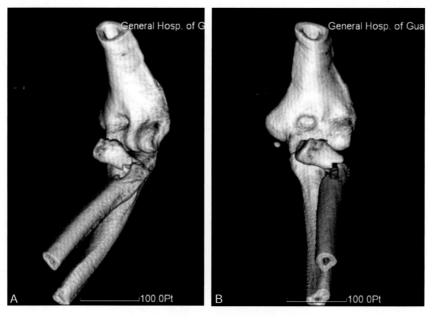

图 7-31　病例 4 术前 CT 平扫三维重建

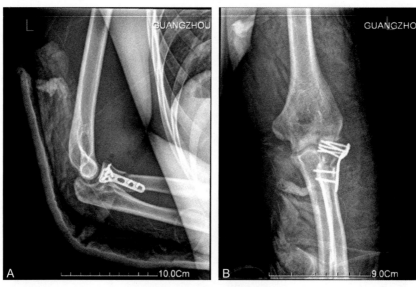

图 7-32　病例 4 术后 X 线片

A. 侧位片；B. 正位片

[**病例 5**]　患者，女，42 岁。右桡骨小头 Mason Ⅳ骨折（图 7-33、图 7-34）[引自《中华创伤骨科杂志》2006，8（2）：131-135]。

骨折分型：右桡骨小头骨折（Mason Ⅲ型）。

治疗：桡骨小头难以解剖复位，稳定固定，行桡骨小头置换术。

手术方式：选用外侧 Kocher 入路，行切开复位内固定术（图 7-34）。

★专家点评：Mason Ⅳ型骨折，骨折块超过 3 块，行切开复位内固定的手术失败率高，重建桡骨小头可避免日后可能出现的肘关节不稳和腕关节疼痛无力等问题。置入金属假体后可以重建前臂 89% 的轴向稳定性，有可能防止桡骨的上移和伴随而来的腕部症状。

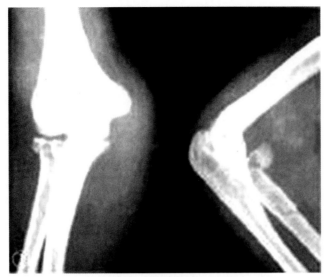

图 7-33　病例 5 术前肘关节正、侧位 X 线片

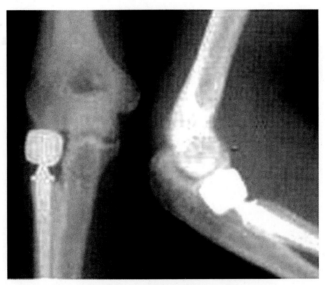

图 7-34　病例 5 术后肘关节正、侧位 X 线片

（夏远军　章　莹　赵　力）

参 考 文 献

蔡培华，梅国华，范存义，等 . 2005.Mason Ⅲ型桡骨小头骨折内固定的临床疗效 [J]. 中华创伤骨科杂志，(7)：492-498.

刘杰，郭士方，王栓科，等 . 2010. 不同内固定方法治疗成人桡骨颈骨折的疗效分析 [J]. 中华手外科杂志，26(5)：294-295.

梅国华，姜佩珠，范存义，等 . 2006. 桡骨小头假体置换治疗桡骨小头骨折 [J]. 8(2)：131-134.

田宝刚，李健 . 2007. 螺钉内固定＋植骨术治疗 Mason Ⅱ、Ⅲ型桡骨小头骨折 20 例 [J]. 湖南中医杂志，23(1)：42-42.

夏剑，许永武，徐永丰，等 . 2013. 桡骨小头骨折的分型和内固定治疗 [J]. 中华手外科杂志，29(2)：121-122.

徐海林，张殿英，付中国，等 . 2006. 桡骨头骨折的治疗 [J]. 中华手外科杂志，22(3)：158-159.

张力丹，蒋协远，王满宜，等 . 2002. 桡骨头骨折的手术内固定治疗 [J]. 中华创伤骨科杂志，4(3)：227-231.

张培训，徐海，林陈建，等 . 2009. 桡骨小头骨折的治疗 . 中华创伤骨科杂志，25：535-539.

Beingessner D M, Dunning C E, Gordon K D, et al. 2004. The effect of radial head excision and arthroplasty on elbow kinematics and stability[J].J Bone Joint Surg(Am), 86(8): 1730-1739.

Givissis P K, Symeonidis P D, Ditsios K T, et al. 2008.Late results of ab-sorbable pin fixation in the treatment of radial head fractures[J].Clin Orthop, (466): 1217-1224.

King G J. 2004.Management of comminuted radial head fractures with re-placement arthroplasty[J].Hand Clin, 20(4): 429-441.

Lindenhovius AL, Felseh Q, Doomberg JN, et al. 2007. Open reductionand internal fixation compared with excision for unstable displacedfractures of the radial head.J Hand Surg(Am), 32(5): 630-636.

Money BF. 2000. Radial hand fracture//Money BE.The elbow and itsdisorders.3rd ed.Philadelphia: W.B.Saunders, 349-356.

Moro J K, Werier J, Patterson S D, et al. 2001.Arthroplasty with a metal radial head for unreonstructible fractures of the radial head[J].J Bone Joint Sul (Am), 83(8): 1201-1211.

Sowa D T, Hotchkiss R N, Weiland A J, et al. 1995. Symptomatic proximal translation of the radius following radial head resection[J].Clin Orthop Relat Res, 317(37): 106-113.

Tejwani N C, Mehta H. 2007.Fractures of the radial head and neck: currentconcepts in managemen[J].J Am Acad Orthop Surg, 15(7): 380-387.

第 8 章

尺桡骨骨折

一、解剖学特点

人体前臂由尺桡骨 2 根长骨共同组成,尺骨近端膨大、远端细小,桡骨远端膨大、近端细小,两者近端共同组成上尺桡关节、远端组成下尺桡关节,并与肱骨远端构成肱尺、肱桡关节。桡骨远端与腕关节共同组成桡腕关节。

前臂的运动是尺桡骨之间复杂的相互作用。桡骨围绕着前臂的纵轴运动,前臂旋转时,桡骨围绕尺骨旋转,尺桡骨之间存在坚韧的骨间膜,起到维持上尺桡关节和前臂旋转的功能,上尺桡关节的主要运动即为旋转运动。桡骨与尺骨存在 2 个弓,确保了前臂运动中的相互避让。

前臂的近端 2/3 肌肉丰富,远端为肌腱,故前臂近端粗远端细,呈椭圆形。前臂的肌群主要包括屈肌群、伸肌群、旋前肌群、旋后肌群,4 组肌群可帮助前臂完成旋转、手部及腕部的活动。

前臂的血管、神经较丰富。前臂的神经主要包括桡神经、尺神经、正中神经。桡神经在肘关节处沿肱肌与肱桡肌之间走行,并分支出骨间背神经;桡神经的感觉支走行于肱桡肌深面,与桡动脉伴行。尺神经在尺侧腕屈肌和指深屈肌之间行走。正中神经在肱动脉与二头肌肌腱之间进入前臂,经旋前圆肌深面,后穿过指浅屈肌肌腱纤维弓,紧贴指浅屈肌深面走行至腕管。肱动脉进入前臂深筋膜的深面,与正中神经伴行,后分出桡动脉与尺动脉。

为手术需要,临床上通常将前臂分成 3 段。桡骨上 1/3 包括桡骨粗隆到桡骨弓的起始段,中

1/3 是从桡骨弓起始段到桡骨干变直处,下 1/3 是指继续延伸至远端干骺端(图 8-1)。

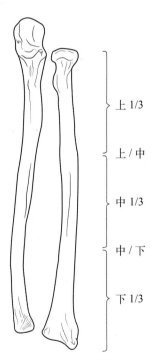

图 8-1 尺桡骨外科学三分法

上 1/3
上/中
中 1/3
中/下
下 1/3

二、影像学评估与骨折分型

(一)尺桡骨正侧位 X 线

尺桡骨、腕部、肘关节 X 线表现是诊断尺桡骨骨折的重要依据。桡骨中下 1/3 发生骨折时需进一步完善腕关节正侧位 X 线,尺骨近端骨折时应完善肘关节 X 线。应注意鉴别单纯的尺桡骨骨折与 Galeazzi 骨折、Monteggia 骨折的区别,避免漏诊和误诊。

（二）骨折分型

目前对于尺桡骨骨折没有明确的分型。但存在两种特殊类型的骨折，即 Galeazzi 骨折和 Monteggia 骨折。

1. Galeazzi 骨折　桡骨中下 1/3 骨折合并下尺桡关节脱位。

（1）桡骨远端青枝骨折合并尺骨茎突骨骺分离，此型均发生于儿童。

（2）桡骨中下 1/3 骨折，骨折可为横行、短斜行、斜行，骨折短缩明显，下尺桡关节脱位明显。

（3）桡骨中下 1/3 骨折，下尺桡关节脱位合并尺骨干骨折。

2. Monteggia 骨折　尺骨中上 1/3 骨折合并上尺桡关节脱位，Monteggia 在 1814 年首次描述此类病例，后 Bado 依据脱位反向进行进一步分型（图 8-2）：

（1）Ⅰ型：桡骨小头位于肱骨远端的前方。

（2）Ⅱ型：桡骨小头位于肱骨远端的后方。

（3）Ⅲ型：桡骨小头位于尺骨近端的外侧。

（4）Ⅳ型：骨折脱位，包括桡骨头脱位伴桡骨、尺骨双骨折。

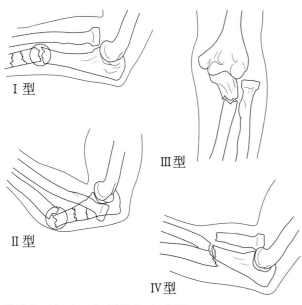

Ⅰ型

Ⅲ型

Ⅱ型

Ⅳ型

图 8-2　Monteggia 骨折 Bado 分型

三、术 前 计 划

目前认为，直接暴力造成的单纯尺骨干骨折，以及桡骨干非移位性骨折可行非手术治疗。但尺骨远端的短缩移位会导致下尺桡关节畸形，故在成人前臂骨折行非手术治疗时，应密切观察。

对于移位的尺桡骨双骨折，目前最佳的治疗方法是手术治疗。尺桡骨双骨折选择手术入路时，两处手术入路距离应超过 8cm，以避免因术中缝合张力过高而出现术后前臂骨筋膜室综合征。尺桡骨干骨折术中应先复位尺骨还是桡骨，目前仍存在争论。有学者建议优先显露及复位骨折粉碎程度较小的骨折，以利于前臂长度的恢复；应在一处骨折完全固定完成后再处理另一处骨折；对于骨折程度相同的骨折，建议优先处理桡骨。

对于骨折部位距离骨两端 2.5cm 以上（其中桡骨远端要求距离腕关节面 4cm 以上）的尺桡骨干骨折，均可考虑采用交锁髓内钉治疗；而对于骨骺未闭或髓腔＜ 3mm 的前臂骨折患者，不宜采用交锁髓内钉固定。髓内钉固定需强调 2 点：①根据 X 线片测量尺骨髓腔最狭窄处直径，选择适当长度及直径的髓内钉 2 ～ 3 根；②准备整套髓内钉内固定器械，包括不同直径及长度的髓内钉、髓腔扩大器、髓内钉打拔器及钢锯等。

（一）尺桡骨骨折

1. 单纯桡骨干骨折均可行切开复位内固定治疗，内置入物可选择钢板治疗。对于成人尺桡骨干骨折，建议应用锁定加压板，不宜选择重建钢板。

2. 对于桡骨近端及远端 1/3 的骨折，可选择前侧 Henry 手术入路，此入路可依据术中需求延长手术切口。术中应小心解剖，避免损伤骨间背神经及桡神经浅支。可选用直行锁定加压钢板，放置在桡骨掌侧。

3. 对于桡骨中 1/3 的骨折，可选择背外侧的 Thompson 入路，此手术入路较前侧入路更容易，但手术切口的延伸性较差，钢板可放置于桡骨的张力侧。

4. 对于尺桡骨多处骨折，若没有足够长度的钢板，可选择两块钢板固定，但两块钢板的连接处易发生应力骨折，术后应及时复查。

5. 尺骨干均位于皮下，但术中也应注意保护位于尺骨茎突近端 6 ～ 8cm 处的尺神经背侧皮支。可选用直行锁定加压钢板，放置在尺骨背侧。

6. 开放性骨折 Gustilo Ⅱ型及以上者建议行前臂外固定架治疗，术后定期复查，若骨折延迟愈合、骨折断端出现硬化，则待软组织条件稳定后，及时拆除外固定支架，石膏保护 1 周后行切开复位植骨内固定治疗。

（二）Galeazzi 骨折

1. 目前认为 Galeazzi 骨折最佳的治疗方案是行手术治疗。桡骨远端骨折可采取前侧的 Henry 手术入路或者前臂背侧 Thompson 入路，易于显露，钢板同样建议应用锁定加压钢板。

2. 术中复位后应及时应用 C 臂机透视，并与术前比较，检查尺桡关节是否复位。

（三）Monteggia 骨折

1. 确诊尺骨骨折时容易忽略对桡骨小头脱位的诊断，故 Monteggia 骨折初诊时易被漏诊。建议对尺骨近端骨折初诊患者，应同时拍摄肘关节正侧位 X 线片。

2. 目前认为，成人移位 Monteggia 骨折必须行手术复位及牢固固定，尺骨骨折必须达到解剖复位。建议应用锁定加压钢板。术中复位后同样需用 C 臂机透视，并明确骨折复位后桡骨小头复位情况。

四、手术操作与技巧

1. 麻醉：多选用臂丛麻醉，也可选择全身麻醉。取仰卧位，前臂外展。

2. Henry 手术入路：前臂旋后，用记号笔标记。上肢驱血，气囊加压止血带止血。确认肱桡肌，沿肱桡肌尺侧切开，牵肱桡肌向桡侧。对于桡骨近端骨折，松解肱桡肌及肌腱，于桡神经与桡动脉的间隙进入，桡神经及桡动脉均以橡皮条保护。若需进一步向近端显露，则应将旋后肌从桡骨尺侧剥离，显露骨间背神经。骨折复位时切勿大面积剥离骨膜。固定选择直行锁定钢板，可放置于桡骨掌侧，骨折两端各用 3 枚螺钉固定。需注意缝合近端旋后肌和远端旋前方肌。

3. Thompson 入路：找出桡骨 Lister 结节与肱骨外上髁，确认手术轴线，依据骨折断端选择手术切口，于桡侧腕短伸肌与指伸肌之间进入。若骨折靠近近端，应注意避免损伤旋后肌发出的骨间背神经的细小分支。显露骨折断端，固定选择直行锁定钢板，可放置于桡骨张力侧，骨折两端各用 3 枚螺钉固定。

4. 尺骨均在皮下，故切口选择及显露较桡骨简单。但应注意距离尺骨茎突 6 ～ 8cm 处，绕过尺骨端尺神经背侧分支。选择直行锁定钢板，建议放置于尺骨背侧，但具体视骨折类型而定。骨折两端各用 3 枚螺钉固定。

5. 对于尺桡骨双骨折的患者，可同时显露两侧术区，优先处理简单处的骨折，复位后应用钢板临时固定，恢复前臂长度，再处理复杂骨折。若两处均为简单骨折，建议优先处理桡骨骨折，再处理尺骨骨折。手术切口间距应超过 8cm，术前手术设计尤为重要。

6. 对于粉碎性骨折的患者，复位后通常伴有骨缺损，推荐于骨缺损区域行植骨术，两侧术区均应放置引流管。若缝合时张力较大，不建议缝合深筋膜，避免术后出现骨筋膜室综合征。

7. 对于 Galeazzi 骨折的患者，一般选用 Thompson 入路，在前臂背侧标记切口（图 8-3）切开皮肤至深筋膜层（图 8-4），切开深筋膜后显露桡侧腕伸肌和拇长伸肌间隙（图 8-5），钝性分离肌间隙显露骨折断端（图 8-6），复位骨折断端（图 8-7）后克氏针临时固定，于前臂背侧置入钢板（图 8-8），透视前臂正位线片、侧位 X 线片显示骨折复位良好，但下尺桡关节分离（图 8-9、图 8-10），前臂旋后复位下尺桡关节并打入 1 枚克氏针固定下尺桡关节（图 8-11），透视下前臂侧位 X 线片显示下尺桡关节复位良好（图 8-12）。

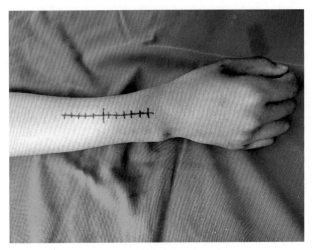

图 8-3　前臂背侧切口标记图

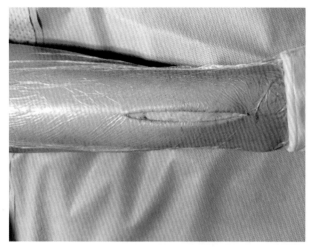

图 8-4　切开皮肤至筋膜层

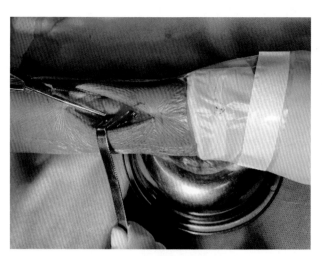

图 8-7　复位骨折断端图

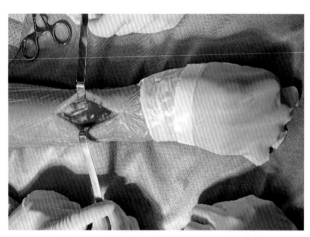

图 8-5　显露桡侧腕伸肌和拇长伸肌间隙

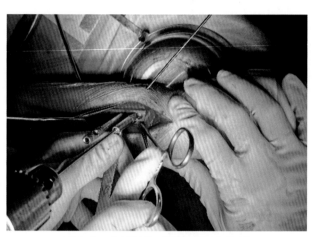

图 8-8　克氏针临时固定后置入钢板

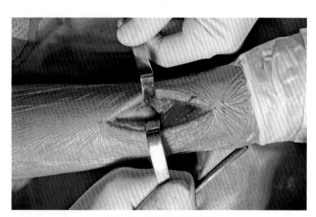

图 8-6　显露骨折断端

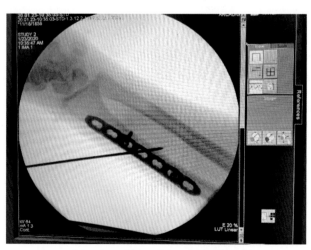

图 8-9　透视下骨折正位 X 线片

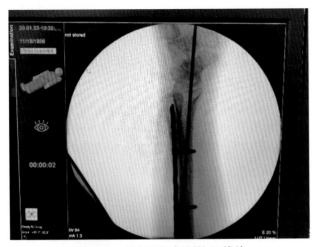

图 8-10　透视下骨折侧位 X 线片

8. 对于尺骨近 1/3 骨折的患者，一定要注意阅读 X 线片，明确是否存在桡骨小头半脱位，对于儿童患者，更要随访观察，必要时行 CT 平扫三维重建。若诊断为 Monteggia 骨折，可先行手法复位，若复位效果不满意，建议手术治疗。手术一般采用肘关节后侧入路显露尺骨（图 8-13），内固定方式多选用解剖钢板（图 8-14），复位后透视肘关节正、侧位 X 线片（图 8-15、图 8-16）。解剖复位后桡骨小头仍存在脱位状态的 Monteggia 骨折患者，可于肘关节外侧行切口，显露桡骨小头予以复位，并于肘关节后方穿 1 枚克氏针予以固定，术后屈肘功能位固定 4 周。4 周后拔出克氏针，积极行功能康复锻炼。

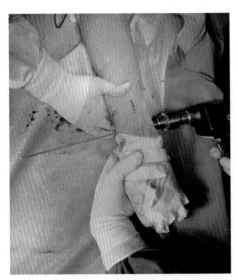

图 8-11　复位下尺桡关节克氏针固定

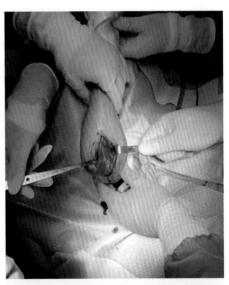

图 8-13　肘关节后侧入路显露尺骨

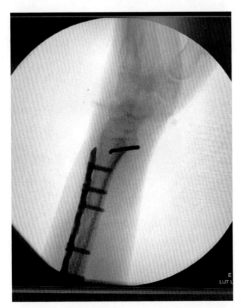

图 8-12　透视下见下尺桡关节复位良好

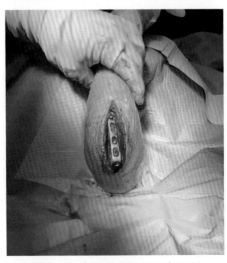

图 8-14　复位骨折后置入内固定

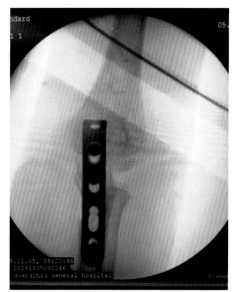

图 8-15　透视下肘关节正位 X 线片

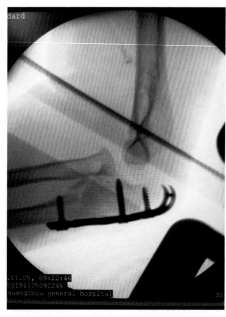

图 8-16　透视下肘关节侧位

9. 对于固定稳固的尺桡骨干骨折患者，术后即可鼓励患者主动活动手指，练习抓握，并开始肌肉的等长收缩练习。术后 3～5 日可进行相关前臂旋转及肘关节屈伸活动练习。对于石膏固定及克氏针固定患者，石膏固定期间应主动练习抓握，锻炼肌肉力量，防止肌肉萎缩。拆除石膏及克氏针后，应鼓励患者逐步行肘关节屈伸及前臂旋转锻炼。

10. 髓内钉固定

（1）完善术前准备：骨折固定的稳定性取决于髓内钉与骨之间稳定的界面、钉的形状及近端交锁固定。骨折的类型、骨折片的大小及形状对髓内钉的顺利置入非常重要，有必要根据常规 X 线检查及健侧肢体摄片来选择直径和长度合适的髓内钉。需特别注意髓内钉长度要充分。

（2）正确选择进针点是决定髓内钉能否顺利置入的关键。尺骨进针点在鹰嘴尖中心线，桡骨进针点位于 Lister 结节桡侧距关节面 5mm 处，倾斜 30°开口。

（3）术中可试行手法复位，闭合穿针，如遇困难，建议及时小切口切开，以利骨折复位及缩短手术时间。

（4）禁用暴力，防止骨折劈裂。

五、常见并发症

1. **骨筋膜室综合征**　早期常见。由于前臂骨筋膜室的特点，原发损伤及手术操作都会影响前臂的静脉回流，导致骨筋膜间室压力增高，发生骨筋膜室综合征。一旦发生，需及时切开减压。

2. **感染**　多见于开放骨折。预防及处理要点是清创必须彻底，围手术期抗生素的使用要积极合理，保守抗感染治疗后感染未有效控制者，需及时取出内固定及二次清创，改用外固定。

3. **骨不连**　见于晚期。桡骨中段骨不连发生率较高，可能与术中骨膜剥离较多、骨缺损、内置入物稳定性较差有关。对于特殊类型的骨折，术后可能遗留下尺桡关节不稳、前臂功能丧失等并发症，因此早期发现、明确诊断及术中、术后的及时处理显得尤为重要。处理：复位中一旦发现骨缺损，应及时植骨。非手术治疗可尝试于骨折间隙注射自体富血小板血浆（PRP），若非手术治疗无效，可行二次手术，即拆除内固定、清理骨折断端非骨质连接、自体或异体植骨、二次内固定。

4. **钢板断裂**　见于晚期，常见原因有应力不均、钢板疲劳、松动、骨不连等。处理：手术拆除内固定，视情况决定是否需二次内固定。

5. **再骨折**　见于晚期，常见于骨折愈合不良。治疗常需二次手术。

六、典型病例与专家点评

[病例 1]　邓某，男，19 岁。跌伤致左侧尺桡骨中段骨折（图 8-17），行切开复位内固定术（图 8-18）。

骨折分型：尺桡骨双骨折。

治疗：前臂骨折治疗上要求尽可能解剖复位，该骨折移位明显，行切开复位钢板内固定术。

手术方式：采取切开复位钢板内固定术。具体步骤：①显露尺骨，在背侧尺骨皮下缘以骨折断端为中心切开，确认并分离尺侧腕屈肌和尺侧腕伸肌之间的间隙，切开尺骨骨膜，复位骨折后安放重建钢板。②显露桡骨，沿腕背中心与肱骨外上髁前 1.5cm 处的连线做切口，前臂旋前时这一切口近乎成直线。在切口远端显露指总伸肌的桡侧缘，在指总伸肌和桡侧腕短伸肌间隙分离，分别向尺侧和桡侧牵开，显露旋后肌和桡骨骨折，复位骨折后安放重建钢板。

★专家点评：尺桡骨双骨折，移位明显，具有明确手术指征。该手术切口选择合理，为尺骨背侧方切口＋桡骨 Henry 手术入路。注意事项：桡骨切口与尺骨切口之间距离超过 8cm，避免术中缝合张力过高，桡侧切口需注意勿损伤桡神经。该病例桡骨尺骨骨折均在中段，桡骨骨折移位较轻，可先复位固定桡骨，再行尺骨复位内固定。该手术复位对位对线良好，钢板长度及螺钉数目合理，固定可靠，允许早期行功能锻炼。

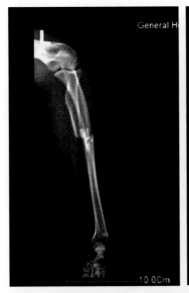
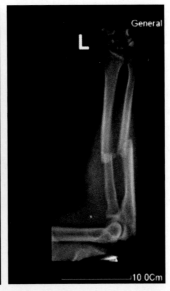

图 8-17　病例 1 术前左尺桡骨正侧位 X 线片

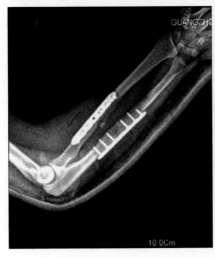
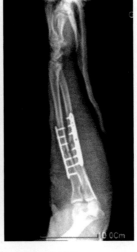

图 8-18　病例 1 术后左尺桡骨正侧位 X 线片

[病例2] 陈某,男,38岁。跌伤致左侧 Monteggia 骨折,行切开复位内固定术(图8-19、图8-20)。

骨折分型:Monteggia 骨折,尺骨骨折伴桡骨小头脱位(Ⅳ型)。

治疗:先解剖复位尺骨骨折,坚强内固定后,桡骨小头复位良好。

手术方式:切开复位钢板内固定术,切口选择尺骨侧方切口。具体步骤:①患肢屈肘置于胸前,左上臂扎止血带,常规碘酒、酒精消毒铺巾,常规驱血,止血带充气。②单切口组患者取背侧单切口,以骨折断端为中心做一长弧形切口。③逐层切开皮肤、皮下组织,在浅筋膜层潜行分离,于尺侧腕屈肌与尺侧腕伸肌间隙进入,显露尺骨中上段骨折断端。④骨折复位良好后于尺骨外侧置入直行重建钢板固定。

★专家点评:手术目的是恢复尺骨力线及桡骨小头的解剖位置。注意事项:尺骨复位后桡骨小头常可自行复位,但术中需注意检查,不要漏诊。若尺骨复位后桡骨小头仍未复位,可行桡骨小头切开复位,切口为肘关节外侧切口。本手术尺骨对位对线及桡骨小头位置均复位良好。本手术的缺点也很明显,尺骨选用的钢板为重建钢板,直行重建钢板因机械强度不足,应用于尺骨骨折,术后钢板断裂的发生率较高。另外一个不足是只打了4枚螺钉,不符合内固定的原则。术后建议三角巾悬吊固定4周,密切随访,观察术后骨折断端愈合生长情况。

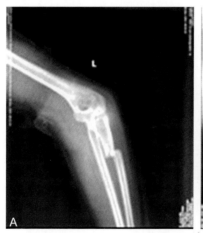 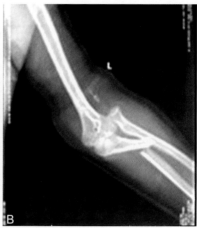

图 8-19　病例 2 术前左尺桡骨 X 线片
A. 正位片;B. 侧位片

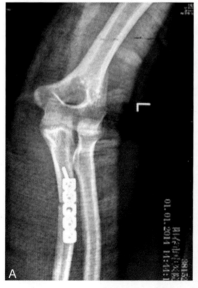 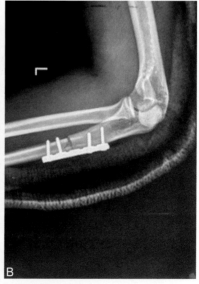

图 8-20　病例 2 术后左尺桡骨 X 线片
A. 正位片;B. 侧位片

[病例3]　杨某，男，18 岁。跌伤致左侧 Galeazzi 骨折，行切开复位内固定术（图 8-21、图 8-22）。

骨折分型：Galeazzi 骨折，桡骨骨折伴下尺桡关节脱位。

治疗：桡骨骨折解剖复位，前臂解剖直行钢板内固定，桡骨复位后下尺桡关节复位良好。

手术方式：采取切开复位钢板内固定术。具体步骤：①选择前臂 Thompson 入路。以桡骨骨折线为中心，以桡骨背侧结节至肱骨外上髁连线中下段取切口，切开皮肤、皮下组织及深筋膜，自肌间隙分离解剖，显露出桡骨。②直视下复位桡骨，选择 6 ～ 8 孔解剖锁定钢板，放置于桡骨背侧，拧入锁定螺钉和皮质骨螺钉行锁定加压固定。③术中注意保护桡神经浅支，使其免受损伤。前臂旋后位手法复位下尺桡关节，使其恢复正常生理结构。

★专家点评：Galeazzi 骨折是不稳定骨折，故一般认为以手术治疗为佳，以恢复桡骨骨折解剖位置，保证下尺桡关节复位。内固定的选择原则为距离桡骨干骺端较远的骨干骨折可选用钢板或髓内针，而距干骺端较近处则以交叉克氏针固定。本手术选择桡骨钢板，将两骨折断端连接在一起，钢板可对抗肌肉的牵拉力，防止骨折再次移位。该病例术后尺桡关节复位良好，达到术前计划要求。

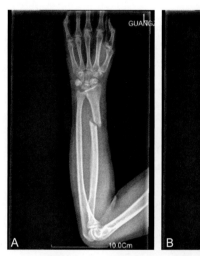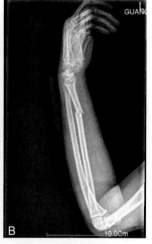

图 8-21　病例 3 Galeazzi 骨折术前 X 线片
A. 正位片；B. 侧位片

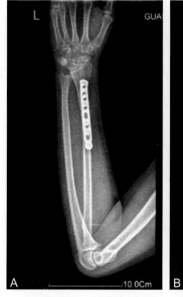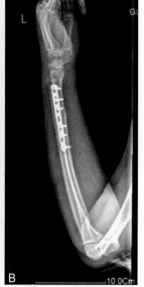

图 8-22　病例 3 Galeazzi 骨折术后 X 线片
A. 正位片；B. 侧位片

[病例4]　李某，男，28岁。左尺桡骨骨折术后骨不连，行取自体髂骨＋内固定取出＋植骨内固定术（图8-23、图8-24）。

骨折分型：尺桡骨骨折术后骨不连。

治疗：拆除原有内固定，植骨＋钢板系统二次固定。

手术方式：切开复位植骨＋钢板内固定术。具体步骤：①术前常规拍摄双前臂中下段正侧位对比X线片，根据健侧X线片推算出患肢桡骨的丢失长度。②手术切口常规选用掌侧切口。如原手术采用背侧切口，则选用原切口。显露内固定物，取出内固定物后，用咬骨钳咬除断端硬化骨，至骨折断端渗血，电钻钻通骨折两端的骨髓腔。若肢体有短缩，用持骨器牵开断端，估计骨缺损大小。③取自体髂骨块修成楔形，余下的植骨块修剪成细长条形备用；

楔形植骨块置入断端，恢复桡骨长度，消除桡骨的旋转、短缩及成角畸形。④C臂机透视见骨折对位对线良好后，安装6～8孔3.5mm的接骨板，拧入6～8枚螺钉；细骨条铺于断端周围。⑤术后前臂旋后位石膏固定4～6周后展开功能锻炼。

★专家点评：患者左侧尺桡骨骨折术后骨不连，经非手术治疗无效，需行手术植骨内固定术。骨不连的主要原因包括：①桡骨骨折复位固定后存在成角，下尺桡关节存在脱位。②钢板选择不当：临床研究表明，3.5mm接骨板是固定前臂骨折最理想的接骨板型号；应用接骨板固定的目的之一是中和扭转应力，由于前臂旋转过程中桡骨绕尺骨旋转，故接骨板必须足够长，螺钉6～8枚。很多骨不连患者采用的是4孔接骨板，有的甚至还伴有蝶形骨块，达不到有效固定。

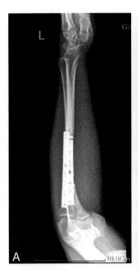
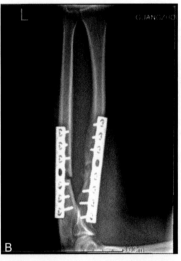

图8-23　病例4术前左尺桡骨X线片
A.正位片；B.侧位片

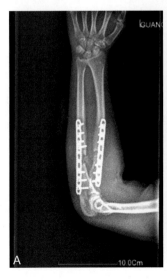
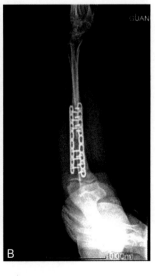

图8-24　病例4术后左尺桡骨X线片
A.正位片；B.侧位片

[病例5] 刘某,男,49岁。摔伤致右侧桡骨近端陈旧性骨折,行闭合复位髓内钉内固定术(图8-25、图8-26)。

骨折分型:桡骨骨折术后骨不连。

治疗:拆除原有内固定,植骨+桡骨髓内钉二次固定。

手术方式:桡骨髓内钉固定术。屈腕,在Lister结节桡侧做2cm的纵切口,将腕长、短伸肌肌腱牵向桡侧,将拇长伸肌肌腱牵向尺侧,骨膜下剥离显露Lister结节,部分咬除Lister结节,以减少对拇长伸肌肌腱的影响;可取适量桡骨远端骨松质备植骨用。在距离桡骨远端关节面约

5mm处用开孔器开孔,C臂机透视确认进针点后,插入导针,软钻扩髓后插入髓内钉,安装固定锁钉。

★专家点评:桡骨骨折部位距两端在2.5cm以上(其中桡骨下端要求距腕关节面4cm以上)病例可考虑采用交锁髓内钉治疗,髓内固定方式可允许早期功能锻炼。操作要点和注意事项:患者取仰卧位,外展上肢屈肘位。桡骨进针点在Lister结节桡侧距关节面5mm处,倾斜30°开口。闭合穿针,如遇困难可行小切口切开,桡骨近端置入锁定螺钉时建议在半开放条件下保持前臂中立位,于桡骨小头近端3cm内由外向内置入交锁螺钉,以减少损伤桡神经可能。

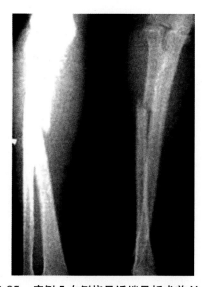

图8-25 病例5右侧桡骨近端骨折术前X线片

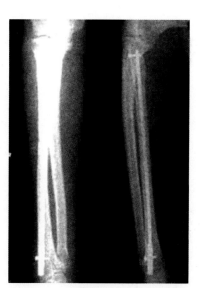

图8-26 病例5右侧桡骨近端骨折术后X线片

(夏远军 章 莹 姜喬恒)

参 考 文 献

胡学信,熊进,陈晖,等. 2005. 交锁髓内钉治疗前臂骨折[J]. 中国矫形外科杂志, 13: 156-157.

金阳,宋跃,卢泽明. 2005. 带锁髓内钉治疗前臂骨折[J]. 中国骨伤, (9): 556.

梁伟国,陈鸿辉,刘向荣,等. 2004. 锁定加压钢板在上肢长管骨干骺端粉碎性骨折中的初步应用[J]. 中华创伤杂志, (4): 223-225.

刘璠,茹江英,顾永强,等. 2005. 微创内固定系统治疗复杂性膝关节周围骨折的近期疗效[J]. 中华创伤骨科杂志, 7(11): 1015-1020.

王钢,姜保国,吴新宝,等. 2011. 尺桡骨近端骨折的治疗建议[J]. 中华创伤骨科杂志, 13(2): 152-154.DOI: 10.3760/ema.j.issn.1671-7600.2011.02.012.

赵洪,瞿玉兴,郑祖根. 2007. 桡骨弓尺骨弓与前臂旋转功能的实验研究[J]. 中国骨与关节损伤杂志, (1): 28-30.

赵亮,王宝军,刘长贵,等. 2008. 应用前臂带锁髓内钉治疗尺桡骨骨折初步疗效分析[J]. 中华创伤骨科杂志, 10(12): 1135-1137.

郑晓辉,沈泽培,黄枫,等. 2005. 经皮微创锁定加压钢板内固定术的临床应用[J]. 中华创伤骨科杂志, 7(6): 515.

Bueholz RW, Court-Brown CM, Heekman JD, et al. 2010. Roekwood and Green's fractures in adults[M]. Philadelplfia, PA: Lippineott Williams & Wilkins, 53-84.

Cooper C. 2005. Epidemiology of osteoporotic fracture: looking to the future [J]. Rheumatology(Oxford), 44(4): iv36-iv40.

Duckworth A D, Clement N D, Aitken S A, et al. 2012.The epidemi-logy of fractures of the proximal ulna[J].Injury, 43(3): 343-346.DOI: 10.1016/j.injury.201 1, 10.017.

Foruria A M, Augustin S, Morrey B F. 2013.Heterotopic ossification after surgery for fractures and fracture-dislocations involving the proximal aspect of the radius or ulna[J]. J Bone Joint Surg Am, 95.

Moayyeri A, Soltani A, Larijani B, et al. 2006.Epidemiology of hip fracture in Iran: results from the Iranian Multicenter Study on Accidental Injuries[J].Osteoporos Int, 17(8): 1252-1257.

Kaas L, van Riet R P, Vroemen J p, et al. 2010.The epidemiology of radial head fractures[J].J Shoulder Elbow Surg, 19(4): 520-523.

Kirkos J M, Beslikas T, Kapras E A, et al. 2000.Surgical treatment of unstable diaphyseal both bone forearm fractures in children with single fixation of the radius[J]. Injury, 31(8): 591-596.

Yasutomi T, Nakatsuchi Y, Koike H, et al. 2002.Mechanism of limitation of pronation/supination of the forearm in geometric models of deformities of the forearm bones[J]. Clin Biota, 17: 456-463.

第9章

尺骨冠突骨折

一、解剖学特点

尺骨冠突位于肘关节内，与尺骨鹰嘴构成尺骨半月切迹，是肱尺关节的重要组成部分，同时也是内侧副韧带前束和前关节囊的附着部分，是肱肌的附着点，是维持肘关节稳定性的重要结构。

二、影像学评估与骨折分型

（一）肘关节正侧位X线片

肘关节正侧位X线片作为常规检查，可以了解骨折部位、形态及移位程度。

（二）肘关节CT及三维重建

肘关节CT及三维重建可以更加精确地显示尺骨冠突的具体部位、形态及移位程度，更好地完善骨折分型，指导治疗方案。

（三）骨折分型

1.根据侧位X线片上尺骨冠突骨折块的高度，Regan和Morrey将其分为3种类型（图9-1）。

Ⅰ型：冠突尖部的撕脱骨折。

Ⅱ型：冠突高度＜50%的单纯或粉碎性骨折。

Ⅲ型：冠突高度＞50%的单纯或粉碎性骨折。

2. O'Driscoll等基于骨折线解剖位置提出另一种分型：

Ⅰ型：冠突尖部骨折，骨折块未超过冠突高度的1/3。

Ⅱ型：冠突前内侧面骨折。

Ⅱa型：骨折线位于冠突尖和高耸结节之间，未累及冠突尖。

Ⅱb型：骨折线在Ⅱa型基础上累及冠突尖。

Ⅱc型：骨折线在Ⅱb型基础上累及高耸结节。

Ⅲ型：基底部冠突骨折，累及范围至少为冠突高度的50%。

Ⅲa型：仅累及冠突。

Ⅲb型：骨折线位于冠突体部或基底部，伴有尺骨鹰嘴骨折。

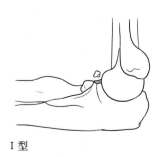 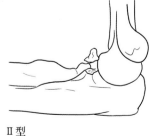 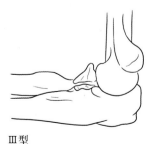

Ⅰ型　　　　　　　　Ⅱ型　　　　　　　　Ⅲ型

图9-1　尺骨冠突Regan-Morrey分型

三、术前计划

在明确诊断后，依据骨折分型决定是否行手术治疗，选择最佳方案及手术入路。术前应积极完善肘关节 X 线及 CT 等相关检查，并根据辅助检查完善骨折分型。

单纯 Regan-Morrey Ⅰ型冠突骨折或冠突尖部骨折可行非手术治疗，但应定期复诊，短期制动后进行早期关节功能锻炼。当Ⅰ型骨折块进入关节腔内时，骨折块作为游离体会导致疼痛、创伤性关节炎等并发症，可行关节镜手术取出游离骨折块。

对于 Regan-Morrey Ⅱ型、Ⅲ型骨折，非手术治疗易出现慢性肘关节不稳。患者满足以下条件时方可考虑非手术治疗：肘部关节面完整，桡骨小头和尺骨冠突骨折面较小（一般＜ 2mm），骨折复位固定后骨折面移位不明显，复位后肘关节小范围活动不受影响。也就是说，只有Ⅰ型患者适合非手术治疗，其余类型均建议采用手术治疗。

内固定物选择有很多，包括 Herbert 钉、可吸收螺钉、锚钉、空心钉、微型钢板、克氏针及张力带固定等。小的冠突骨块可用不吸收线固定于尺骨背侧，中等大小或较大的冠突骨块复位后可采用空心拉力螺钉、克氏针自尺骨背侧穿入固定，或以小型钢板于尺骨掌侧进行固定；而对于粉碎且无法固定的冠突骨折，通常对最大的关节面骨块予以固定。

四、手术操作与技巧

（一）肘关节内后侧切口显露

患者取仰卧位，将患肢放置于胸前区。患肢上止血带，于体表标记手术切口（图 9-2）。

常规消毒后取后侧切口，显露骨折。手术切口约长 10cm，切口经鹰嘴尖内侧，向内侧小心锐性分离，显露尺神经，应用橡皮条保护（图 9-3），注意术中勿过度牵扯，以免造成尺神经牵拉伤。于肌间隔处剥离，骨膜剥离子剥离肱肌附着处。剥离部分旋前圆肌，留下部分尺侧腕屈肌作为袖口便于缝合旋前圆肌部分纤维。显露内侧副韧带，若合并内侧副韧带断裂，予以标记，显露骨折部位（图 9-4），屈肘关节，直视下复位骨折块并临时固定（图 9-5）。Ⅱ型骨折可选用螺钉固定。Ⅱ

型或Ⅲ型粉碎性骨折不能通过螺钉或缝合方法固定，可选用微型接骨板固定（图 9-6），注意缝合时修复断裂肘关节内侧副韧带。术后复查 X 线片见骨折对位满意（图 9-7）。

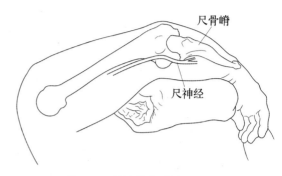

图 9-2　肘关节内后侧切口图

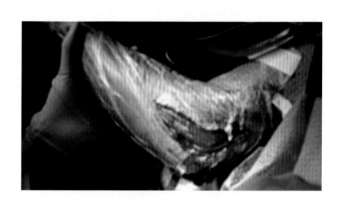

图 9-3　显露尺神经橡皮条标记保护

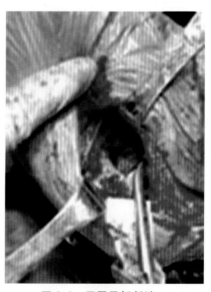

图 9-4　显露骨折断端

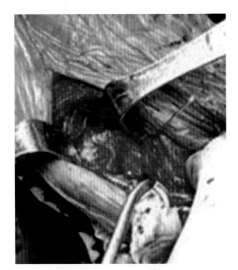

图 9-5　复位骨折断端

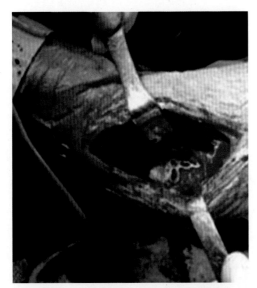

图 9-6　复位骨折，置入内固定钢板

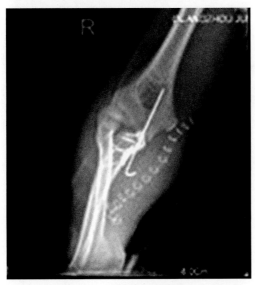

图 9-7　术后正位 X 线片

如果是尺骨冠突 Regan-Morrey 分型 I 型骨折或粉碎程度较严重的 Ⅱ、Ⅲ 型骨折，骨折块无法固定，可通过缝合技术进行固定。于尺骨背侧钻孔，将骨折块通过缝合线固定附着于关节囊上。于尺骨皮下缘向骨折基底部接近关节面处逆行钻 2 ～ 3 个孔（图 9-8），注意保证骨折块向骨折处靠拢且接近关节面，应用穿线器将缝合线穿过先前的钻孔，将骨折复位并固定（图 9-9）。

（二）Kocher 入路

该入路起自肱骨外上髁近端，沿肘肌和尺侧腕伸肌向近端延长，进入 Kocher 间隙，沿间隙分离后即可显露外侧关节囊（图 9-10）。该入路的优点是切开关节囊后可同时处理桡骨小头、尺骨冠突。但注意，该入路较少用于单纯的尺骨冠突骨折，因为该入路显露尺骨冠突时有限，对于尺骨冠突内侧的骨折块无法处理。此入路常用于需行桡骨小头置换的患者，在切除桡骨小头后，可先处理冠突。

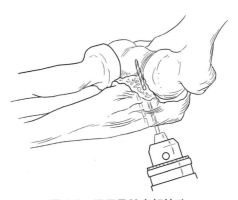

图 9-8　于尺骨基底部钻孔

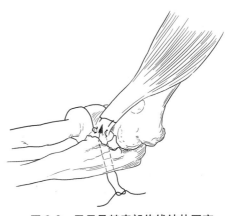

图 9-9　于尺骨基底部传线结扎固定

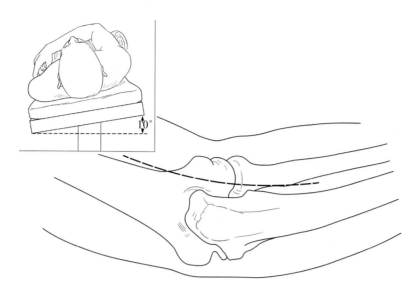

图 9-10　肘关节外侧入路（Kocher 入路）

（三）肘关节前侧手术入路

肘关节前侧手术入路是处理尺骨冠突骨折最直接的手术入路，该入路位于肘关节正前方（图 9-11），切断肱二头肌腱膜部，向桡侧牵开肱二头肌，找到位于肱二头肌与肱桡肌之间的神经血管束（图 9-12），显露位于其间的肱动脉和正中神经，沿肱动脉与正中神经钝性分离，牵开位于深面的肱肌（图 9-13），即可显露骨折断端，直视下复位骨折块，置入尺骨冠突钢板进行固定（图 9-14）透视下肘关节正侧位 X 线片提示骨折复位良好（图 9-15、图 9-16）。该入路的优点是可以直接处理骨折。但注意，该入路为在神经肌肉间隙入路，手术分离需仔细，应尽量避免血管、神经损伤。

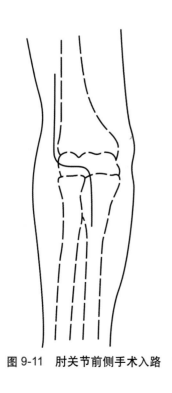

图 9-11　肘关节前侧手术入路

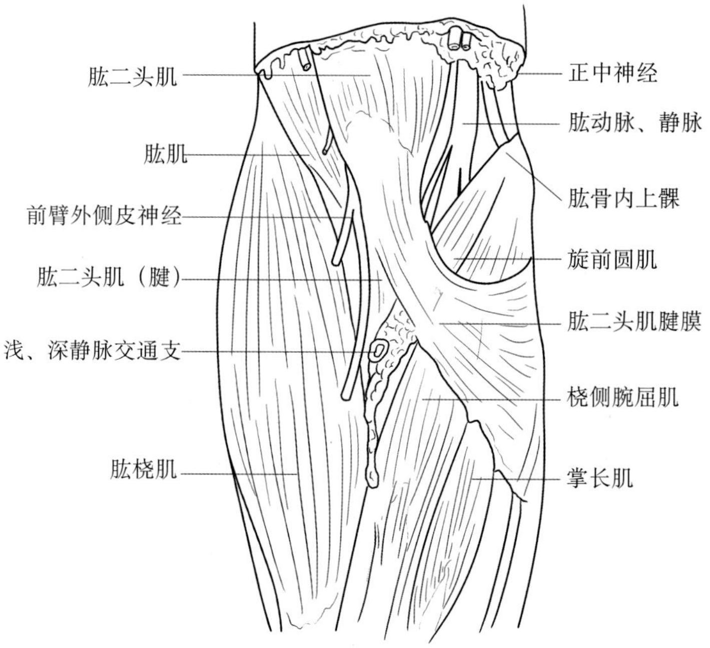

图 9-12　显露神经血管束

肱二头肌

肱肌

前臂外侧皮神经

肱二头肌（腱）

浅、深静脉交通支

肱桡肌

正中神经

肱动脉、静脉

肱骨内上髁

旋前圆肌

肱二头肌腱膜

桡侧腕屈肌

掌长肌

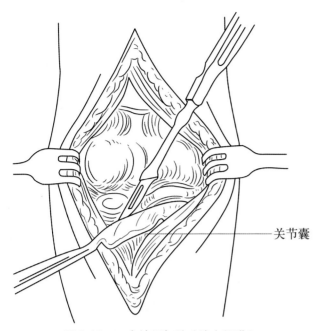

图 9-13　正中神经与肱动脉之间进入

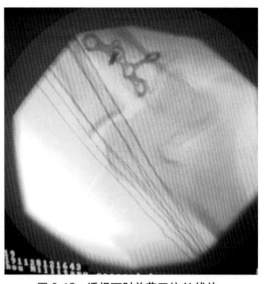

图 9-15　透视下肘关节正位 X 线片

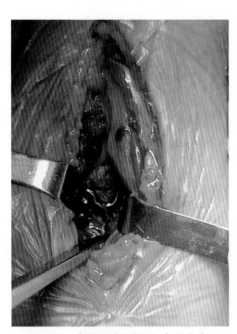

图 9-14　复位骨折后置入内固定术

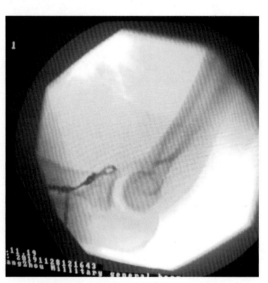

图 9-16　透视下肘关节侧位 X 线片

五、常见并发症

1. 持续肘关节失稳　多见于肘关节复杂损伤，如 Regan-Morrey 分型Ⅲ型骨折。肘关节向后方、内后方或外后方脱位后，肱骨滑车与骨折断端摩擦，可导致软骨面损伤，同样可引起创伤性关节炎。为防止该并发症，应在固定冠突后检查肘关节的稳定性，若发现肘关节不稳，应予以固定。损伤涉及肘关节脱位、术中未修复韧带、活动固定不可靠、过早行功能锻炼等均易导致关节不稳，令肘关节活动功能、关节力量减弱。

2. 肘关节异位骨化　高能量的创伤、手术操作引起的医源性损伤等，都可加重异位骨化的程度。有学者认为，对于严重的冠突骨折及合并颅脑损伤的高位患者，可应用非甾体抗炎药，以预防异位骨化的发生。

3. 创伤性关节炎　是一种远期并发症，产生的原因主要包括高能量损伤涉及关节面、骨折粉碎程度严重、软骨细胞损伤导致软骨下骨外露等。

4. 肘关节僵硬　术后发生肘关节运动受限或

僵硬的病例并不少见，其原因多为内固定不牢固，需外固定维持，有资料表明外固定 3 周以上肘关节运动丧失的概率大大增加；严重创伤、肘关节周围软组织损伤重、瘢痕挛缩等均对肘关节活动造成影响；患者术后早期未进行功能锻炼，以及合并头部外伤后发生的异位骨化也是肘关节活动丧失的重要原因。

5. 神经损伤　尺神经、桡神经损伤较为常见。产生原因多为术中牵拉、对神经游离不充分、骨折块或内固定物装置损伤及术后局部纤维化或异位骨化压迫的影响。神经完全断裂报道很少，行神经松解手术后效果通常比较理想。

六、典型病例与专家点评

[病例 1]　钟某，男，17 岁。跌伤致右尺骨冠突骨折并肘关节脱位（图 9-17、图 9-18）。

骨折分型：右尺骨冠突骨折（Regan-Morrey Ⅰ型）。

治疗：石膏外固定。

手术方式：非手术治疗，石膏外固定。

★专家点评：单纯 Regan-Morrey Ⅰ型冠突骨折或冠突尖部骨折可行非手术治疗，但应定期复诊，短期制动后进行早期关节功能锻炼。本病例治疗方式选择合理。

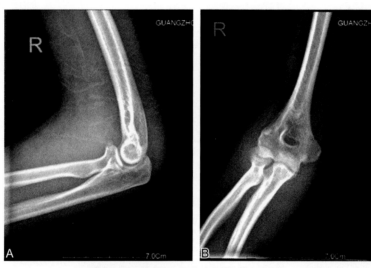

图 9-17　病例 1 术前右肘关节 X 线片
A. 正位片；B. 侧位片

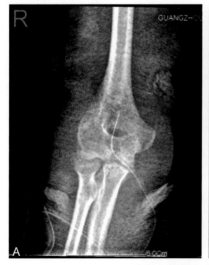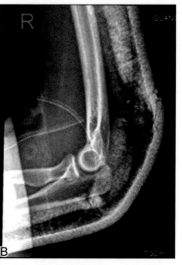

图 9-18　病例 1 石膏固定后右肘关节 X 线片
A. 正位片；B. 侧位片

[病例2]　陈某，男，38岁。跌伤致右尺骨冠突骨折并桡骨下段骨折（图9-19～图9-22）。

骨折分型：右尺骨冠突骨折（Regan-Morrey Ⅱ型），桡骨下段骨折。

治疗：手术复位固定冠突及桡骨骨折。

手术方式：切开复位内固定手术。

★专家点评：Regan-Morrey Ⅱ型尺骨冠突骨折行非手术治疗易出现慢性肘关节不稳，非手术骨折复位固定后骨折面移位不明显，复位后肘关节小范围活动不受影响。内固定物选择很多，该病例冠突骨块较大，复位后可用小型钢板固定于尺骨掌侧；桡骨下段骨折行钢板内固定，冠突、桡骨骨折复位良好（图9-21，图9-22），固定合理，可早期行功能锻炼，达到术前要求。

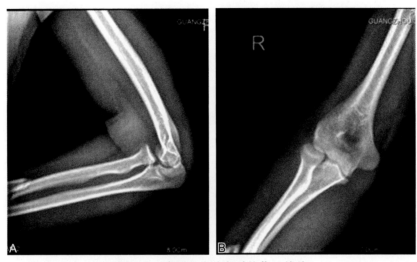

图 9-19　病例 2 术前右肘关节 X 线片
A. 正位片；B. 侧位片

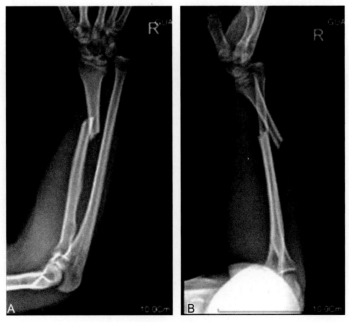

图 9-20　病例 2 术前右前臂 X 线片
A. 正位片；B. 侧位片

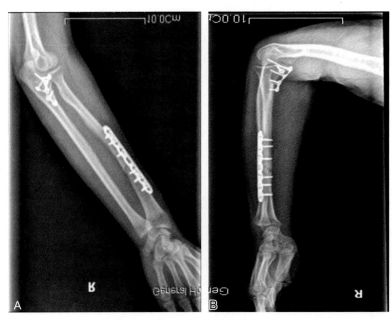

图 9-21 病例 2 术后右前臂 X 线片
A. 正位片；B. 侧位片

[病例 3] 金某，男，27 岁。摔伤致左尺骨冠突骨折（图 9-22、图 9-23）。

骨折分型：左尺骨冠突骨折（Regan-Morrey Ⅲ型）。

治疗：手术复位固定冠突及桡骨骨折。

手术方式：切开复位内固定手术。

★专家点评：Regan-Morrey Ⅲ型骨折，冠突骨折＞50%，若固定不可靠则影响肱尺关节稳定性。考虑冠突骨块不大，选择空心拉力螺钉固定，螺钉长度合适，固定可靠，对肱尺关节伸屈、尺桡关旋转均无影响，冠突解剖复位，肘关节稳定性恢复良好。

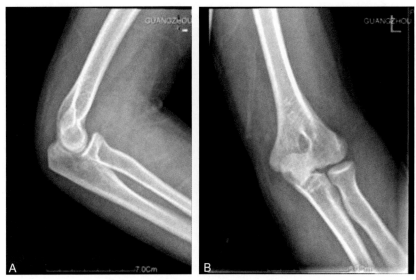

图 9-22 病例 3 尺骨冠突骨折术前 X 线片
A. 侧位片；B. 正位片

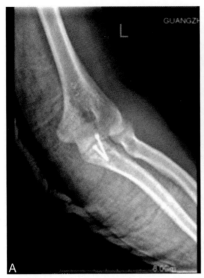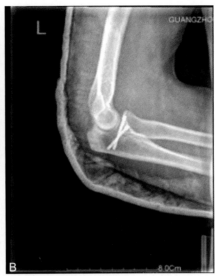

图 9-23　病例 3 尺骨冠突骨折术后 X 线片

A. 正位片；B. 侧位片

（夏远军　黄显华　夏　虹）

参 考 文 献

阿良，赵忠海，张勇，等．2009. 后路治疗尺骨冠状突骨折及软组织损伤的疗效分析 [J]. 中华创伤杂志，25(6)：547-549.

陈红卫，李军，王子阳，等．2015. 前内侧入路治疗尺骨冠状突骨折 [J]. 中华手外科杂志，31(4)：276-279.

黄导，蔡贤华，黄继峰，等．2013. 肘前路空心钉内固定治疗单纯尺骨冠状突骨折 [J]. 中华创伤骨科杂志，15(4)：355-356.

刘仁浩，毕郑刚．2014. 肘部损伤"三联征"的最新认识和治疗进展 [J]. 中华创伤骨科杂志，16(1)：72-75.

石岩，王生介，钱臣，等．2013. 子母螺钉固定治疗 Regan-Morrey II 型尺骨冠突骨折 [J]. 中华骨科杂志，33(7)：701-707.

姚双权，赵昌平，吴昊天，等．2015. 肘关节前侧入路框架钢板内同定治疗尺骨冠状突骨折 [J]. 中华医学杂志，95(45)：3678-3680.

Cheung E V, Steinmann S P. 2009.Surgical approaches to the elbow[J].J Am Acad Orlhop Surg, 17(5): 325-333.

Garrigues G E, Wray W H, Lindenhovius A L, et al. 2011. Fixation of the coronoid process in elbow fracture-dislocations[J].J Bone Joint Surg Am, 93(20): 1873-1881.

Hausman M R, Klug R A, Qureshi S, et al. 2008. Arthroscopically assisted coronoid fracture fixation: a preliminary report[J].Clin Orthop Relat Res, 466(12): 3147-3152.

Manidakis N, Sperelakis I, Hackney R, et al. 2012.Fractures of the ulnat coronoid process[J].Injury, 43(7): 989-998.

O'Driscoll S W, Jupiter J B, Cohen M S, et al. 2003.Difficult elbow fractures: pearls and pitfalls[J].Instr Course Imt, 52: 113-134.

Reiehel L M, Milam G S, Reitman C A. 2012.Anterior approach for operative fixation of coronoid fractures in complex elbow instability[J].Tech Hand Up Extrem Surg, 16(2): 98-104.

Ring D. 2006.Fractures of the coronoid process of the ulna[J].J Hand Surg Am, 31(10): 1679-1689.

Steinmann S P. 2008.Coronoid process fracture[J].J Am Acad OrthupSurg, 16(9): 519-529.

Terada N, Yamada H, Seki T, et al. 2006.The importance of reducing small fractures of the coronoid process in the treatment of unstable elbow dislocation[J].J Shoulder Elbow Surg, 31(10): 1679-1670.

Wells J, Abjure R H. 2008.Coronoid fractures of the elhow[J].ClinMed Res, 6(1): 40-44.

第10章

肘关节恐怖三联征

一、解剖学特点

肘关节恐怖三联征（terrible triad of elbow）最早由 Hotchkiss 提出，是指肘关节后脱位、桡骨小头骨折、尺骨冠状骨折的复合损伤（图 10-1、图 10-2）。由于该种复合伤预后差、手术难度大，故被称为恐怖三联征。近些年，随着对肘关节生物力学研究的不断深入、内固定技术的不断发展，该损伤的治疗效果也有了明显的提高，但仍然面临很多问题和挑战。

肘关节由上尺桡关节、肱尺关节和肱桡关节构成，它们相互作用，共同维持正常范围内肘与前臂的运动。软组织稳定结构则包括肌肉、韧带和关节囊。其中关节囊由前、后关节囊及内外侧副韧带的附属组织构成。内侧副韧带的前束和外侧副韧带的尺侧部分主要限制外翻，外侧副韧带的尺侧、桡侧部分主要对抗内翻。目前认为肘关节可分为主要稳定结构与次要稳定结构。主要稳定结构包括肱尺关节、内侧副韧带复合体（medial collateral ligament complex，MCL）、外侧副韧带复合体（lateral collateral ligament complex，LCL）。次要稳定结构包括肱桡关节、关节囊、肌腱与肌肉附着点（图 10-3）。

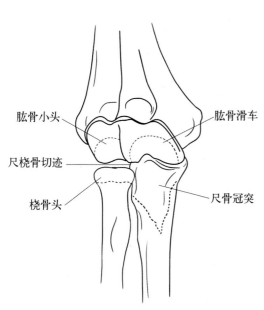

图 10-1　肘关节损伤部位正面观

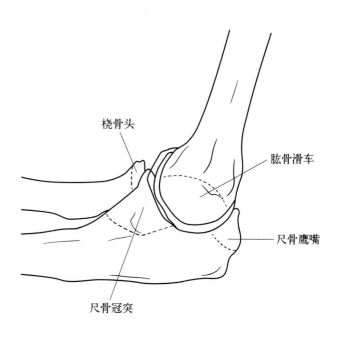

图 10-2　肘关节损伤部位侧面观

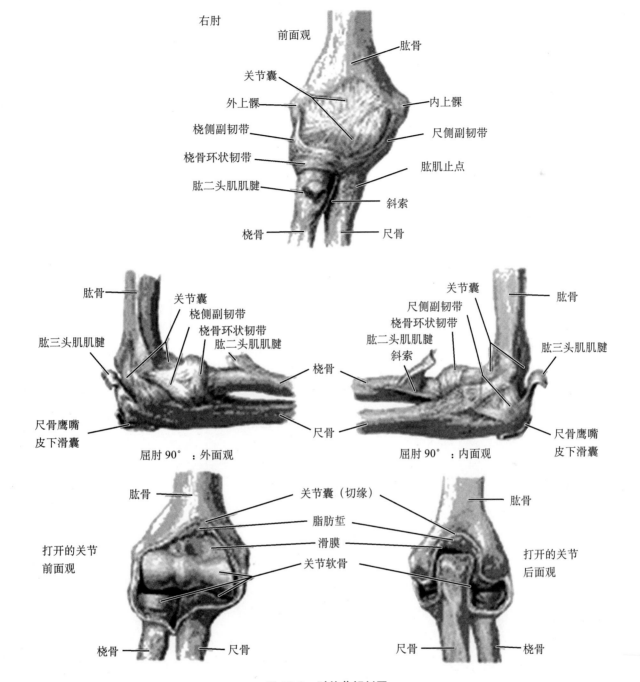

右肘

前面观

肱骨

关节囊

外上髁

内上髁

桡侧副韧带

尺侧副韧带

桡骨环状韧带

肱肌止点

肱二头肌肌腱

斜索

桡骨

尺骨

肱骨

关节囊
桡侧副韧带
桡骨环状韧带
肱二头肌肌腱

关节囊
尺侧副韧带
桡骨环状韧带
肱二头肌肌腱
斜索

肱骨

肱三头肌肌腱

桡骨

桡骨

肱三头肌肌腱

尺骨鹰嘴
皮下滑囊

尺骨

尺骨

尺骨鹰嘴
皮下滑囊

屈肘 90°：外面观

屈肘 90°：内面观

肱骨

关节囊（切缘）

肱骨

脂肪垫

打开的关节
前面观

滑膜

打开的关节
后面观

关节软骨

桡骨

尺骨

尺骨

桡骨

图 10-3　肘关节解剖图

二、影像学评估与骨折分型

复杂肘关节脱位患者往往伴有高能量损伤病史，以青年人居多。因此需要对患者进行全面彻底的检查。查体时会发现肘后三角关系异常，肘关节失稳。术前应积极完善肘关节正侧位 X 线、肘关节 CT 检查。CT 检查是必要的，因有时桡骨小头及尺骨冠突的骨折在 X 线片上并不明显。肘关节 MRI 检查对于术前评价内外侧副韧带的损伤有积极的临床意义。

国际上对于恐怖三联征尚无统一的分类体系，目前通常按桡骨小头骨折和冠突骨折分别进行分型。现有的临床研究主要依据骨折损伤机制与肘关节的稳定性进行划分。根据桡骨小头、冠突和内侧副韧带的损伤情况，可将肘关节恐怖三联征分为ⅠA、ⅠB、Ⅱ、Ⅲ和Ⅳ型（图 10-4）。

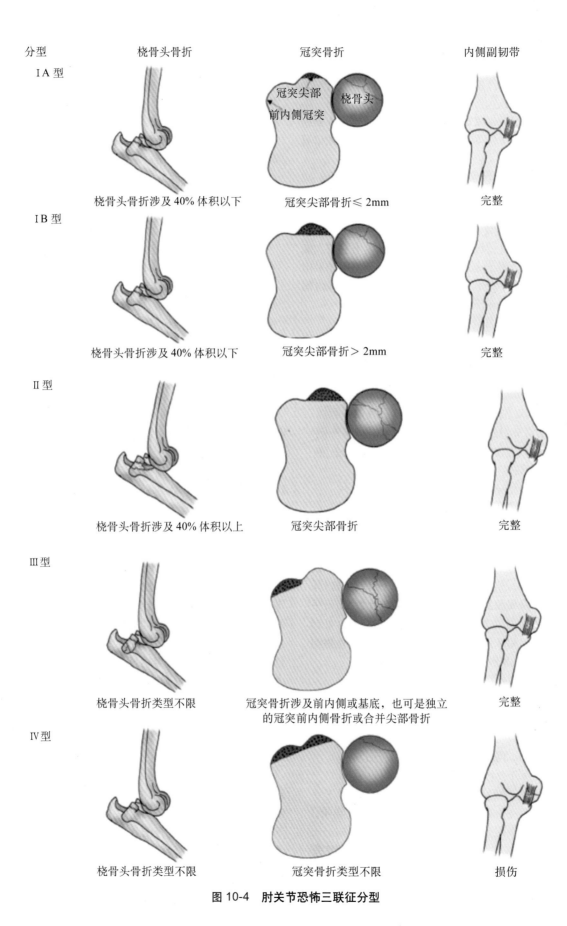

图 10-4 肘关节恐怖三联征分型

三、术前计划

由于此类患者常伴有高能量损伤病史，入院时应完善相关检查，彻底排查腹部、胸部、脊柱损伤，避免漏诊延误及加重患者病情。

明确诊断后对骨折进行分型。大部分肘关节恐怖三联征患者需手术治疗，但也有部分患者可采取非手术治疗，即 Mason Ⅰ型和 Regan-Morrey Ⅰ型患者。尺骨冠突骨折块较小且已然复位，桡骨小头骨折块不至于阻挡前臂旋转。需达到同心圆复位，并在屈伸活动超过30°时仍能保持骨折块的稳定。其余类型均建议采用手术治疗。非手术治疗建议应用前臂管型石膏固定4周（图 10-5），之后改用可调式铰链式支具继续固定4～8周的同时进行功能康复锻炼（图 10-6），超过4周的石膏制动固定是不利于康复的。

手术的目的是恢复肱尺关节、肱桡关节的稳定性，允许患肢及早进行功能康复锻炼。对于合并冠突骨折、桡骨小头骨折的肘关节脱位，手术方案多半为先固定冠突骨折，然后固定桡骨小头骨折，修复外侧副韧带。修复后检查肘关节稳定性，若肘关节依然不稳定，则行内侧副韧带修复手术。

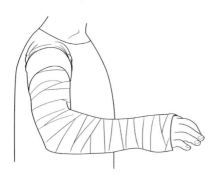

图 10-5　前臂管型石膏托外固定图

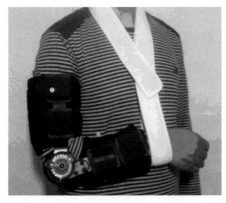

图 10-6　前臂铰链式支具外固定

手术治疗肘关节损伤三联征的入路很多，包括外侧入路、内外侧联合入路、后正中入路、前正中入路等。目前较多学者选择外侧入路，手术切口自肱骨外上髁向近端和远端延伸，近端沿着肱骨干轴线延长，远端连接桡骨小头中点并沿桡骨轴线延长。也有学者倾向选择传统的 Kocher 入路，该入路起自肱骨外上髁近端，沿肘肌和尺侧腕伸肌的筋膜方向延长，进 Kocher 间隙，切开间隙后即可显露外侧关节囊。该入路的优点是切开关节囊后可直视下处理桡骨小头，同时兼顾尺骨冠突，但是缺点是处理尺骨冠突困难，特别是桡骨小头比较完整的时候，很难显露冠突骨折的全貌，给复位和固定带来困难。

四、手术操作与技巧

1. 可选用臂丛麻醉或全身麻醉，将患肢外展置于手术台上，屈肘放置于胸前。

2. 患肢屈肘90°，旋转前臂，感受桡骨小头旋转运动，用记号笔标记肱骨外髁及桡骨小头的体表位置，标记手术切口（图 10-7）。

3. 采用肘关节外侧入路，多数学者主张改良的 Kocher 入路（图 10-8），该入路可以在处理桡骨小头及外侧副韧带时，同时兼顾尺骨冠突（图 10-9）。桡骨小头骨折复位后可行空心螺钉固定或者微型钢板内固定，伴有桡骨颈骨折者多采用微型钢板支持固定，只有当桡骨头严重粉碎无法修复且前外侧桡骨头出现缺损时，才考虑切除桡骨头，使用生物型或水泥型金属假体置换，目前多数学者主张不采用单纯桡骨头切除术，因切除桡骨小头后容易造成肘关节力学不稳。钢板应置于桡骨小头安全区内（图 10-10），以免造成前臂旋转障碍。

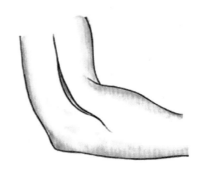

图 10-7　肘外侧切口体表标记图

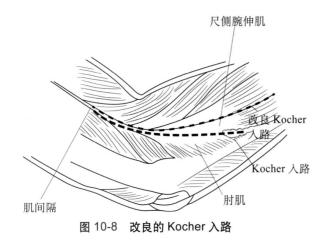

图 10-8 改良的 Kocher 入路

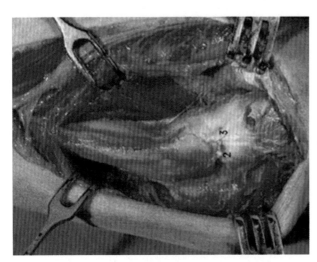

图 10-9 该入路可显露桡骨小头和尺骨冠突

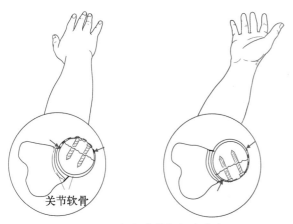

图 10-10 红色虚线标记为安全区

4. 外侧入路同时可兼顾处理尺骨冠突。对于极小的冠突尖骨块，可单纯摘除，再以铆钉或不吸收线固定前方关节囊；小的冠突骨块则可用不吸收线固定于尺骨背侧；对于中等大小或较大的冠

突骨块，复位后可采用空心拉力螺钉、克氏针引导铆线或者钢丝自尺骨背侧穿入固定（图 10-11），或以小型钢板于尺骨掌侧进行固定；而对于粉碎且无法固定的冠突骨折，一般常对最大的关节面骨块予以固定。

5. 对于伴有外侧副韧带断裂的病例，临床上可用缝合铆钉或粗的不吸收肌腱缝线进行缝合固定（图 10-12）。

6. 上述三处损伤修复完毕后，屈伸肘关节并行肘关节内翻试验，检查肘关节稳定性，若仍存在肘关节不稳，则于内侧入路切开，显露内侧副韧带，同时注意显露及保护尺神经，行内侧副韧带重建。

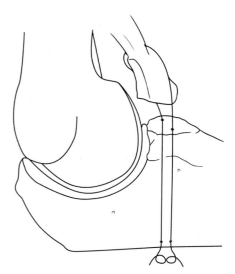

图 10-11 用铆钉或线结固定冠突骨块

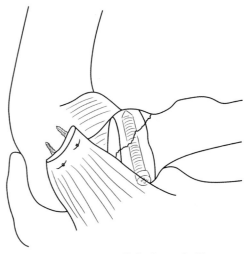

图 10-12 用铆钉修复外侧副韧带

7. 在完成以上复位及固定后，若肘关节仍存在不稳定或固定强度较差，可行铰链式外固定架进行辅助固定（图 10-13）。通过外固定，可对内外侧韧带进行保护，同时允许早期功能康复锻炼。安装时要注意，应准确定位肘关节屈曲活动中轴，侧位透视下此轴线通过肱骨内髁的投影中心，可通过导针协助定位。在肱骨和尺骨内侧分别置入 2 枚外固定螺钉，连接外固定架，通过透视，确定肘关节旋转中心，打入导针，以导针为轴，安装铰链式外固定架活动轴，拧紧外固定的各个关节后，取出导针。

8. 术区彻底止血后反复用生理盐水冲洗，并于关节内放置引流管。

五、常见并发症

1. 创伤性关节炎　是一种远期并发症，产生的原因主要有高能量损伤涉及关节面、骨折粉碎程度严重、软骨细胞损伤导致软骨下骨外露等。

2. 肘关节僵硬　术后发生肘关节运动受限或僵硬的病例并不少见，其原因多为内固定不牢固，需外固定维持，有资料表明外固定 3 周以上则肘关节运动丧失的概率大大增加；其次为创伤严重，肘关节周围软组织损伤重，瘢痕挛缩后影响肘关节活动；患者术后早期未进行功能锻炼及合并头部外伤后发生的异位骨化也是肘关节活动丧失的重要原因。

3. 神经损伤　尺神经、桡神经损伤为常见。产生原因多为术中牵拉，神经游离不够充分，骨折块或内固定物装置损伤，术后形成局部纤维化或异位骨化压迫影响等。神经完全断裂报道很少，神经松解手术后效果一般比较理想。

4. 肘关节固定不稳　若损伤涉及肘关节脱位，术中没有修复韧带，活动固定不可靠，过早行功能锻炼，则容易导致关节不稳，令肘关节活动功能、关节力量减弱。

5. 畸形愈合　骨折畸形愈合在儿童肘关节骨折中常见，其中以肘内翻、桡骨小头脱位多见。儿童肘关节骨折发生后，常容易漏诊，骨骺损伤后骨质生长不对称是引起肘内翻畸形、桡骨小头迟发性脱位的最重要原因，另外，传统手法复位欠佳也是肘内翻、桡骨小头迟发性脱位多发的一个原因。

6. 骨不连　当肘关节受到高能量损伤、骨折粉碎程度严重、内固定难以维持骨折块位置时，易出现骨折愈合障碍。开放性骨折清创时去除过多的骨块，术中对周围组织广泛剥离影响血供，或骨折断端对位不佳存有间隙，间隙夹有软组织及术后感染等均是影响骨折愈合的重要因素。处理骨不连的方法主要是二次植骨内固定。

7. 骨化性肌炎　指在炎性肌肉中形成新生骨，可运用非甾体抗炎药阻止新骨形成，有学者推荐口服吲哚美辛，同时使用保护胃黏膜药物；第二种预防方法是小剂量放射治疗；有报道使用游离脂肪移植和四磷酸盐进行预防，但由于效果不确切或副作用大，并未被广泛使用。

8. 内固定失败　肘关节骨折术后内固定物失效主要包括钢板断裂、螺钉断裂及螺钉、克氏针脱出等。应合理选择内固定物材料和类型，严格遵守手术操作规程，若有骨缺损，尽可能进行植骨，术中尽可能准确复位以预防内固定失效，同时在适当的时机正确指导患者进行术后功能锻炼也非常重要。功能锻炼需遵循循序渐进的原则。

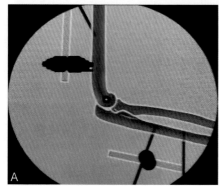
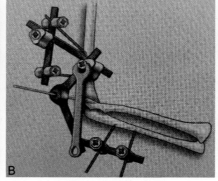
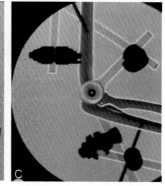

图 10-13　铰链式外固定支架应用

六、典型病例与专家点评

[病例1] 何某，男，21岁。跌伤致右肘关节骨折并脱位（图10-14～图10-17）。

骨折分型：右肘关节恐怖三联征，右桡骨小头骨折（Mason Ⅲ型）、右尺骨冠突骨折（Regan-Morrey Ⅱ型）。

治疗：切开复位桡骨小头、尺骨冠突，复位肘关节，恢复解剖位置。

手术方式：行外侧、前内侧联合入路（图10-16）切开复位内固定手术，内置入物选择解剖钢板治疗（图10-17）。术后功能满意。

★专家点评：3D技术可将复杂骨折的情况清晰显示，更好地设计手术方案，更合理地选择手术入路，以减少术中出血，提高手术效果。

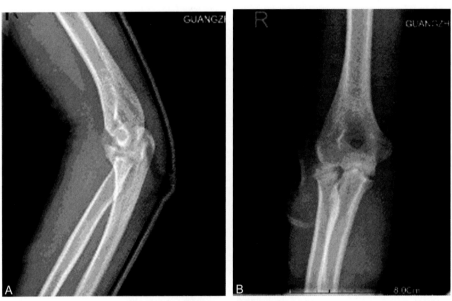

图10-14　病例1术前肘关节X线片

A.侧位片；B.正位片

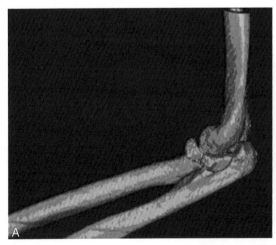
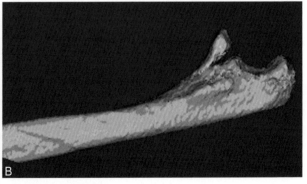

图10-15　病例1术前CT三维重建

A.肘关节；B.尺骨近端

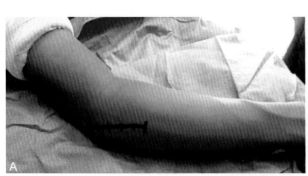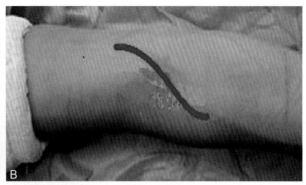

图 10-16　病例 1 手术入路标记
A. 肘外侧入路；B. 肘前内侧入路

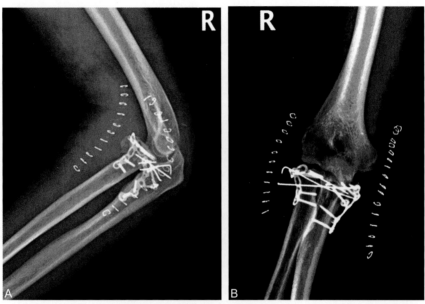

图 10-17　病例 1 术后肘关节 X 线片
A. 侧位片；B. 正位片

[**病例 2**]　罗某，男，25 岁。跌伤致肘关节骨折，为恐怖三联征（图 10-18、图 10-19）。

骨折分型：右肘关节恐怖三联征，桡骨小头骨折（Mason Ⅱ 型）、尺骨冠突骨折（Regan-Morrey Ⅰ 型）。

治疗：切开复位桡骨小头、尺骨冠突，复位肘关节。

手术方式：复位桡骨小头、尺骨冠突，恢复

肱尺关节，根据桡骨小头及冠突骨折特点，选择桡骨小头空心螺钉固定，冠突为前内侧骨折，予以钢丝缝合固定。

★专家点评：对于此类损伤可采用外侧入路固定桡骨小头骨折，由于骨折块较多，选择空心螺钉固定，以减少桡骨头旋转障碍；对于冠突骨折，取内侧入路，采用钢丝张力带固定，固定可靠，内固定选择合理。

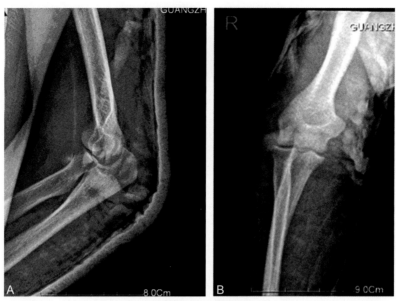

图 10-18　病例 2 术前肘关节 X 线片
A. 侧位片；B. 正位片

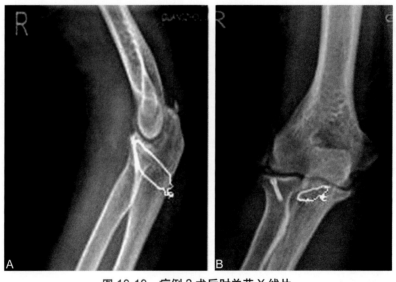

图 10-19　病例 2 术后肘关节 X 线片
A. 侧位片；B. 正位片

[病例 3]　庞某，29 岁，跌伤致右肘关节骨折并脱位，肘关节恐怖三联征，桡骨小头骨折（Mason IV型）、尺骨冠突骨折（Regan-Morrey I型），见图 10-20、图 10-21。

骨折分型：右肘关节恐怖三联征，桡骨小头骨折（Mason IV型）、尺骨冠突骨折（Regan-Morrey I型）。

治疗：切开复位桡骨小头、尺骨冠突，复位肘关节正常解剖位置。

手术方式：行内侧联合入路切开复位内固定术，勿遗漏对关节脱位的处理。桡骨小头行切开复位钢板螺钉固定，冠突骨折应用铆钉固定。

★专家点评：桡骨小头、冠突复位良好，内固定选择合理，桡骨小头行钢板固定，达到坚强内固定，冠突骨折块小，铆钉固定合理，避免骨折被内固定破坏。肘关节复位良好，关节骨性结构得到坚强重建。由于桡骨头大部分骨折，同时冠突骨折靠近桡骨切迹尖部，所以可通过内侧切口固定冠突骨折。该病例经内侧联合入路行桡骨头固定，同时修复外侧副韧带。

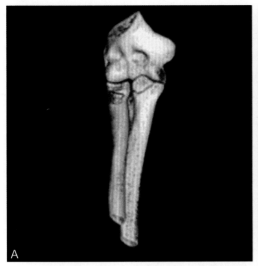
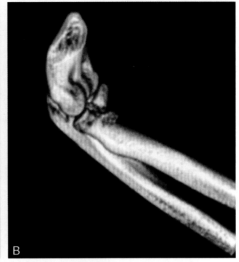

图 10-20　病例 3 术前肘关节 CT 三维重建

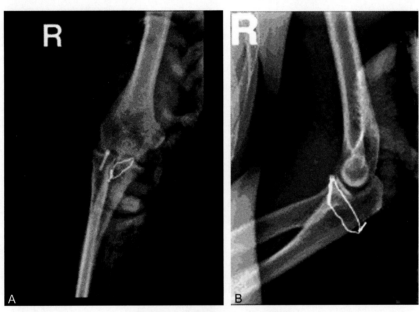

图 10-21　病例 3 术后 X 线片

A. 正位片；B. 侧位片

[病例 4]　庞某，29 岁，跌伤致右肘关节骨折并脱位（图 10-22、图 10-23）。

骨折分型：右肘关节恐怖三联征，桡骨小头骨折（Mason Ⅱ型）、尺骨冠突骨折（Regan-Morrey Ⅰ型）。

治疗：切开复位桡骨小头、尺骨冠突，复位肘关节正常解剖位置。

手术方式：肘关节恐怖三联征，桡骨小头骨折（Mason Ⅱ型）、尺骨冠突骨折（Regan-Morrey

Ⅰ型）。行内外侧联合入路切开复位内固定手术治疗，勿遗漏对关节脱位的处理。

★专家点评：采用前内侧入路处理冠突骨折，采用外侧入路固定或置换桡骨头，修复外侧副韧带，采用前内侧入路固定冠突骨折。冠突复位良好，内固定选择合理。由于肘关节脱位，关节损伤严重，利用克氏针固定尺肱关节，使损伤不稳的肘关节得到可靠固定。

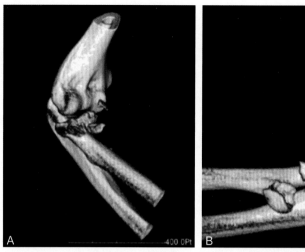

图 10-22　病例 4 术前 CT 三维重建斜位片

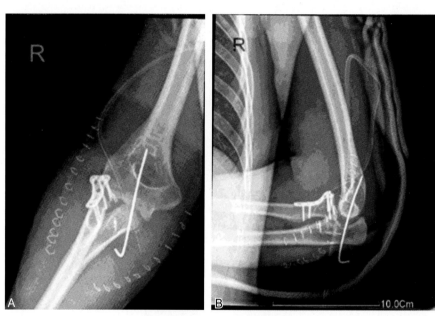

图 10-23　病例 4 术后 X 线片

A. 正位片；B. 侧位片

（夏远军　尹庆水　李知玻）

参 考 文 献

肖刻，张嘉，李涛，等. 2015. 肘关节"恐怖三联征"的解剖、治疗及其命名合理性的探讨 [J]. 中华骨科杂志，35(7): 781-786.DOI: 10.3760/Cma.j.issn.0253-2352. 2015.07.014.

仲飙，张驰，罗从风，等. 2013. 肘关节"恐怖三联征"中内侧副韧带及合并损伤的治疗策略 [J]. 中华骨科杂志，33(5): 534-540.

Broberg M A, Morrey B F. 1986.Results of delayed excision of the radial head after fracture[J].J Bone Joint Surg Am, 68(5): 669-674.

Hotchkiss R N. 1996.Fractures and dislocations of the elbow. In: Rockwood C A, Green D P, Bucholz RW, eds.4th ed.Rockwood and Green's fractures in adults[M]. Philadelphia: Lippincott-Raven, 929-1024.

Jeong W K, Oh J K, Hwang J H, et al. 2010.Results of terrible triads in the elbow: the advantage of primary restoration of medial structure [J].J Orthop Sci, 15(5): 612-619.

Levine WN, Cadet ER, Ahmad CS. 2012. Shoulder and elbow trauma[M].London: Jp Medical Ltd, 216.

Mansat P, Morrey B F. 2000.Semiconstrained total elbow arthroplasty for ankylosed and stiff elbows[J].J Bone Joint

Surg Am, 82(9): 1260-1268.

Mathew P K, Athwal G S, King G J. 2009.Terrible triad injury of the el-bow: current concepts[J].J Am Acad Orthop Surg, 17(3): 137-151.

Mehlhoff T L, Noble P C, Bennett J B, et al. 1988.Simple dislocation of the elbow in the adult.Results after closed treatment[J].J Bone Joint Surg Am, 70(2): 244-249.

Morrey B F, An K N. 2000.Functional evaluation of the elbow//Morrey BF The elbow and its disorders[M]. Philadelphia, PA: W.B.Saunders.

O'Driscoll S W, Jupiter J B, Cohen M S, et al. 2003.Difficult elbow fractures: pearls and pitfalls[J].Instr Course Lect, 52: 113-134.

O'Driscoll S W, Morrey B F, Korinek S, et al. 1992.Elbow subluxation and dislocation: A specturm of instability [J]. Clin Orthop Relat Res, (280): 186-197.

Pichora J E, Fraser G S, Ferreira L F, et al. 2007.The effect of medial col-lateral ligament repair tension on elbow joint kinematics and sta-bility[J].J Hand Surg Am, 32(8): 1210-1217.

Pugh D M, Wild L M, Schemitsch E H, et al. 2004. Standard surgical protocol to treat elbow dislocations with radial head and coronoid fractures[J].J Bone Joint Surg Am, 86(6): 1122-1130.

Reichel L M, Malam G S, Reitman C A. 2012.Anterior approach for operative fixation of coronoid fractures in complex elbow instability[J].Tech Hand Up Extrem Surg, 16(2): 98-104.DOI: 10.1097/BTH.0b013e31824e6a74.

Ring D, Jupiter J B. 2002.Surgical exposure of coronoid fractures[J].Tech Shoulder Elbow Surg, 3(1): 48-56.

Rodriguez-Martin J, Pretell-Mazzini J, Andres-Esteban E M, et al. 2011.Outcomes after terrible triads of the ellbow treated with the current surgical protocoles.A review[J].Int Orthop, 35(6): 851-860.

第 11 章

桡骨远端骨折

一、解剖学特点

桡骨远端的末端形成腕关节的解剖基础。桡骨远端骨折是指距桡骨远端关节面 3cm 以内的骨折。此处为骨松质与骨皮质的交界处，受到外力后易发生骨折。正常的桡骨远端关节面在额状面向桡侧倾斜（即桡偏角）22°～23°，关节面向掌侧倾斜 10°～12°（图 11-1）。

桡骨远端与尺骨远端在生物力学上形成了三柱，包括桡侧柱、中间柱、尺侧柱。桡侧柱包括桡骨茎突及手舟骨窝；中间柱即桡骨尺侧，包括月骨窝、乙状切迹；尺侧柱即尺骨头，包括三角纤维软骨复合体、下尺桡关节尺侧部分。三柱理论对于桡骨远端骨折治疗方法的评估、内固定的选择起到重要作用（图 11-2）。

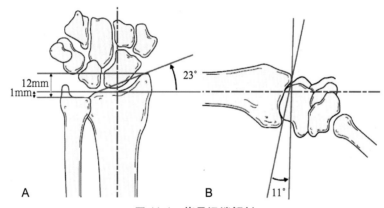

图 11-1 桡骨远端解剖

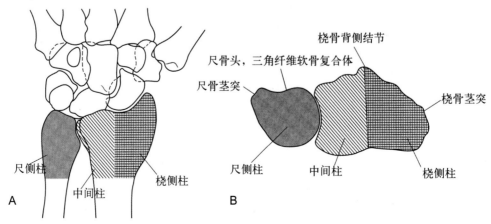

图 11-2 桡骨远端三柱理论

二、影像学评估与骨折分型

（一）腕关节正侧位 X 线

作为常规检查，腕关节正侧位 X 线片可以了解腕关节骨折的部位、形态及骨折移位程度，并可做初步诊断。

（二）腕关节 CT 及三维重建

桡骨远端骨折属于关节内骨折，CT 三维重建可作为手术前的常规检查，能够进一步明确骨折的部位，确定治疗方式及手术方案。

（三）骨折分型

1. Colles 骨折　骨折远端向背侧、桡侧移位，骨折断端向掌侧成角，有时会出现近端嵌入远端、桡骨短缩，甚至远端粉碎性骨折。也可同时伴有下尺桡关节脱位及尺骨茎突的撕脱骨折，也可合并三角纤维软骨的损伤。

2. Smith 骨折　骨折近端向背侧，远端向尺侧、掌侧移位。与 Colles 骨折移位方向相反，也称为反 Colles 骨折。

3. Barton 骨折（图 11-3）　桡骨远端关节面背侧缘发生骨折，骨折块呈楔形，腕关节随之向背侧、近端移位。

4. 反 Barton 骨折（图 11-4）　与 Barton 骨折相反，桡骨远端关节面掌侧缘发生骨折，腕关节随之向掌侧、近端移位。

5. AO 分型　依据骨关节的损伤严重程度而定。

A 型：关节外骨折（图 11-5）。

B 型：部分关节内骨折（图 11-6）。

C 型：完全关节内骨折（图 11-7）。

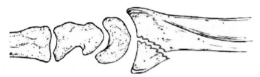

图 11-3　Barton 骨折示意图

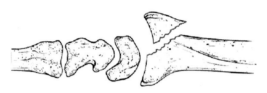

图 11-4　反 Barton 骨折示意图

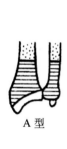

A 型

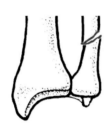

A1 型

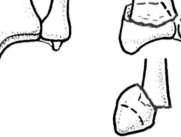

A2 型

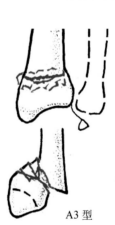

A3 型

图 11-5　AO 分型 A 型

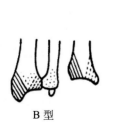

B 型

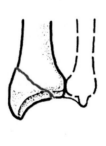

B1 型

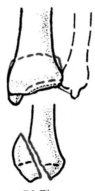

B2 型

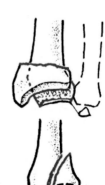

B3 型

图 11-6　AO 分型 B 型

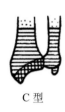

C 型

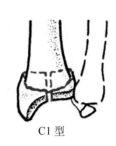

C1 型

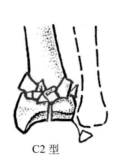

C2 型

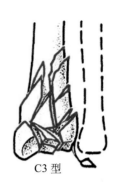

C3 型

图 11-7　AO 分型 C 型

三、术前计划

目前对于桡骨远端骨折的治疗没有明确的指南，治疗存在较多争议。LaFontaine 等学者提出桡骨远端骨折的 5 个不稳定因素：①损伤时背侧成角＞ 20°；②背侧干骺端的粉碎性骨折；③关节内骨折；④与桡骨远端损伤相关联的尺骨骨折；⑤年龄＞ 60 岁。多数桡骨远端骨折最初可通过手法复位外固定进行治疗。

1. Colles 骨折　多数可通过手法复位及外固定进行稳固，对于严重粉碎性骨折、桡骨远端关节面破坏严重的骨折，手法复位失败或复位后移位的骨折，建议行手术治疗。

2. Smith 骨折　同样可行手法复位，但复位后的位置维持较困难，应定期门诊复查，不稳定骨折应行手术治疗。

3. Barton 及反 Barton 骨折　多半为不稳定关节内骨折，可尝试行手法复位，但存在复位难度较大、复位后稳定性较差等问题，许多患者仍需通过手术获得较好的预后。

对于闭合骨折，多可行切开复位内固定治疗，依据骨折类型可选择桡骨远端掌侧、背侧钢板。目前桡骨远端内固定钢板的品种及型号很多，可作为手术内置入物的选择。

四、手术操作与技巧

（一）桡骨远端骨折掌侧入路手术操作与技巧

1. 麻醉：多选用臂丛麻醉，也可选择全身麻醉。患者取仰卧位，前臂外展。

2. 掌侧入路：虽较背侧入路复杂，但术后对肌腱滑动影响较小，可同时兼顾桡侧柱、中间柱，

手术还可以避免分离桡骨远端背侧的 Lister 结节。

3. 掌侧手术入路：前臂旋后，用记号笔标记（图 11-8）。上肢驱血，气囊加压止血带止血。沿标记笔切开皮肤及皮下筋膜（图 11-9），显露桡侧腕屈肌肌腱（图 11-10），在桡侧腕屈肌肌腱向两边钝性分离（图 11-11），显露桡侧腕屈肌腱与掌长肌肌腱间隙（图 11-12），于桡侧腕屈肌与掌长肌间隙进入，显露旋前方肌（图 11-13），切开后即可显露骨折断端。

4. 通过牵引、撬拨等方式进行复位；亦可于腕关节背侧垫高，腕关节过伸位可达到辅助复位的效果。复位时应注意恢复桡骨高度、平复关节面，复位后可通过克氏针临时固定并放置钢板，于钢板滑动孔的中部打入 1 枚螺钉，依据 C 臂机透视情况（图 11-14），上下微调钢板。固定完毕后再次透视（图 11-15），明确是否有螺钉进入腕关节。

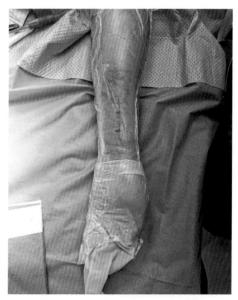

图 11-8　记号笔标记手术入路图

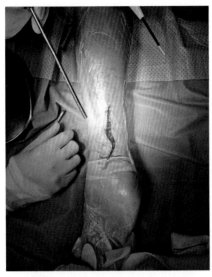

图 11-9　切开皮肤及皮下筋膜

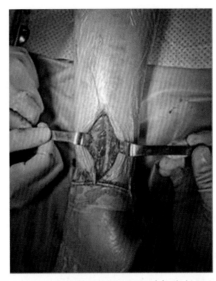

图 11-12　分离桡侧腕屈肌肌腱与掌长肌肌腱间隙

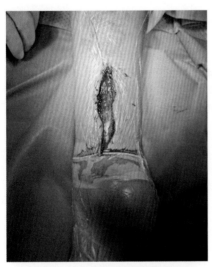

图 11-10　显露桡侧腕屈肌腱

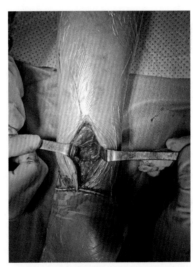

图 11-13　牵开桡侧腕长肌肌腱显露旋后肌

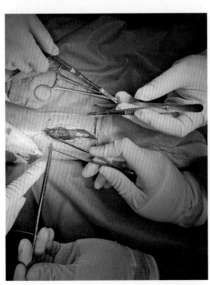

图 11-11　向桡侧腕屈肌尺侧分离

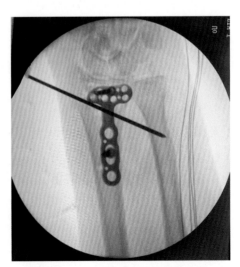

图 11-14　术中透视腕关节正位片

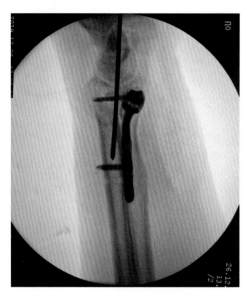

图 11-15　术中透视腕关节侧位片

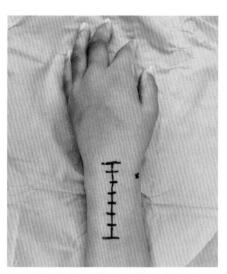

图 11-16　背侧入路切口标记图

5. 被动活动腕关节，明确无骨性阻挡后取出临时固定克氏针，放置负压引流管。旋前方肌是否缝合目前存在争论，因掌侧放置内置入物后缝合旋前方肌有时会出现张力过高情况。对于能缝合的旋前方肌，积极予以缝合。反复冲洗后，关闭术区。

（二）桡骨远端骨折背侧入路手术操作与技巧

1. 前臂旋前，记号笔标记切口（图 11-16）。

2. 于第 2、3 背侧伸肌间室之间沿桡骨背侧做纵切口（图 11-17），保护好大的背侧头静脉，切勿电凝或结扎，在第 2、3 背侧伸肌间室之间于 Lister 结节处切开伸肌支持带（图 11-18），游离拇长伸肌肌腱的近端和远端，更好地显露骨折断端（图 11-19）。复位骨折断端后放置背侧钢板，目前背侧钢板多用 T 形钢板（图 11-20），T 形钢板若不能完全固定骨折断端（图 11-21），则可以考虑加一块中柱钢板或者桡侧柱钢板。

3. C 臂机透视下明确钢板位置（图 11-22、图 11-23），调整完毕后以螺钉固定。放置负压引流管，缝合伸肌支持带，反复冲洗后关闭术区。

（三）桡骨远端骨折手术的注意事项

1. 绝大多数的桡骨远端骨折向掌侧成角，背侧 T 形钢板的设计合乎逻辑，但术后存在肌腱与钢板摩擦导致功能障碍、肌腱断裂等并发症的可能。故术前选择合适的手术计划尤为重要。

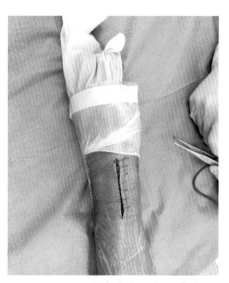

图 11-17　沿标记切口切开皮肤

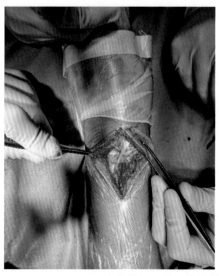

图 11-18　于 Lister 结节处切开伸肌支持带

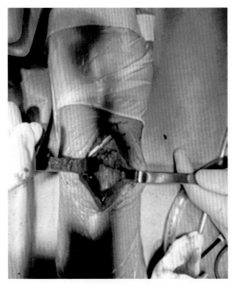

图 11-19　显露骨折断端并复位

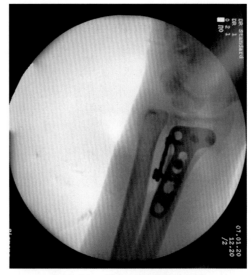

图 11-22　透视下腕关节正位片

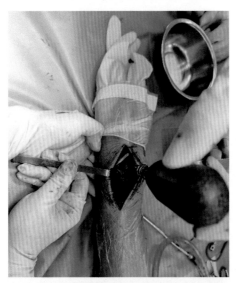

图 11-20　复位后置入背侧钢板并拧入螺钉

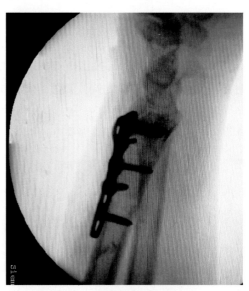

图 11-23　透视下腕关节侧位片

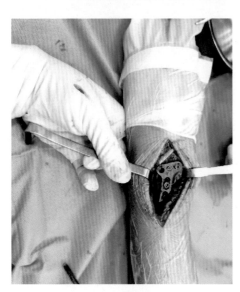

图 11-21　尺侧骨折块无法固定时考虑加置中柱钢板

2. 对于骨质疏松导致的粉碎性骨折，骨折复位后常有骨量丢失，应于骨缺损处积极植骨。术后可运用腕关节支具进一步保护 3 ～ 4 周。

3. Gustilo Ⅱ型及以上的开放性骨折建议行跨关节外固定架治疗，外固定螺钉可固定于第 2 掌骨及桡骨近断端（图 11-24）。为进一步稳定骨折断端，可对骨折块采用克氏针固定。

4. 对于固定稳固的桡骨远端骨折患者，术后康复可从主动手指活动、腕关节功能锻炼开始，出院后嘱患者继续进行。术后 3 周可行抓握力量练习，术后 6 周可增加抗阻力练习，但均应以术后复查 X 线为基础。

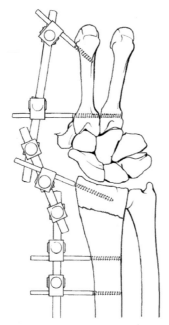

图 11-24　外固定架固定桡骨远端骨折的构型图

5. 针板系统固定。Medoff 认识到单独采用克氏针固定和钢板螺钉针固定修复桡骨远端关节内粉碎性骨折的缺点，发明了一种腕固定系统，将两种固定方法结合起来以重建稳定的桡骨远端。

五、常见并发症

1. 皮缘坏死　原因是皮肤缝合张力过大，或患者本身皮肤血供不佳，常见于老年人及糖尿病患者。预防及处理：当骨折后手肿胀程度严重时，不要急于手术，待消肿后再手术，术中尽量避免使用止血带；缝合时合理使用减张缝合技术，甚至可采取皮肤移植术；术后适当使用消肿药物及抬高肢体，出现皮缘红肿时可间断拆针以减少张力。

2. 切口感染　常见于术中无菌观念不足或开放骨折清创不够彻底时。防治措施：加强术中无菌观念、放置引流管及围手术期合理使用抗生素等。

3. 骨折不愈合　见于晚期，可能与术中骨膜剥离较多、骨缺损、内置入物稳定性较差有关。对于特殊类型的骨折，术后可能遗留下尺桡关节不稳、前臂功能丧失等并发症，因此早期发现、明确诊断及术中、术后的及时处理显得颇为重要。处理：复位中一旦发现骨缺损，应及时植骨。若

明确发生骨不连，非手术治疗可尝试于骨折间隙注射自体富血小板血浆，若非手术治疗无效，可行二次手术：拆除内固定，清理骨折断端非骨质连接，自体或异体植骨，二次内固定。

4. 骨折畸形　愈合见于晚期，常由于术中复位不良，或内固定不牢及过早或过强功能锻炼导致。若不影响关节活动或严重影响外观，可不处理，否则需行二次矫正手术。

5. 内置入物松动　原因常为骨质疏松、固定螺钉选择不当或置入方式不合理。早期发现不会引起骨折复位丢失，可采取加用石膏外固定、延迟功能锻炼等措施；若发现内置物松动而导致复位丢失，需重新手术。

6. 腕关节活动功能受限　常见原因为软组织粘连，防治措施主要是在内固定可靠的前提下，尽早行关节功能康复锻炼。

六、典型病例与专家点评

[病例 1]　张某，女，79 岁。跌伤致右桡骨远端骨折，行切开复位内固定术（图 11-25、图 11-26）。

骨折分型：Colles 骨折。

治疗：骨折移位明显，桡腕关节损伤，手法复位难以恢复正常关节解剖关系，遂选择背侧行切开复位钢板内固定术。

手术方式：切开复位钢板内固定术，切口选择桡骨远端背侧手术入路。具体步骤：①沿腕背侧拇长伸肌腱鞘做纵切口，远端超过腕掌侧远端横纹平面约 1cm，向近端延长约 8cm；②于桡侧腕伸肌腱鞘桡侧切开腕背侧支持带，显露拇长伸肌腱鞘和指总伸肌腱鞘桡侧半，切开拇长伸肌腱鞘，将之牵向桡侧，切开骨膜，将桡侧腕伸肌腱鞘和指总伸肌腱鞘从骨折块背侧缘分离，即显露骨折断端，直视下复位骨折；③用 2mm 克氏针维持固定，透视下骨折位置满意后用背侧支撑钢板固定；④术后加压包扎，3 日后逐渐开始腕关节功能主动锻炼。

★专家点评：该入路属于背侧入路，注意勿损伤拇长伸肌、拇长展肌及拇短伸肌。

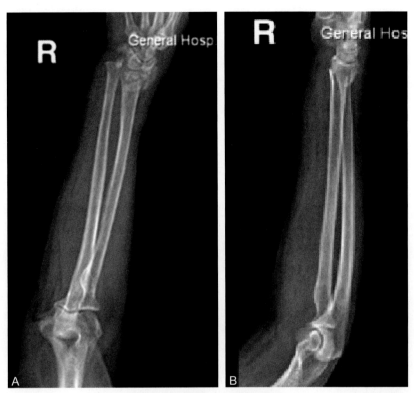

图 11-25　病例 1 术前 X 线片
A. 正位片；B. 侧位片

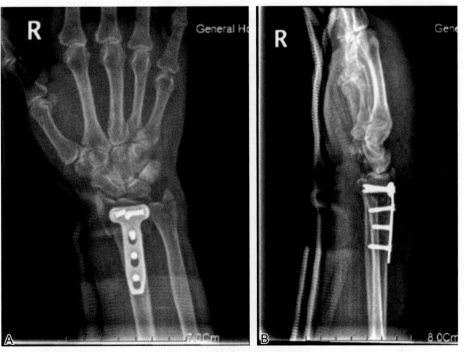

图 11-26　病例 1 术后 X 线片
A. 正位片；B. 侧位片

[**病例2**] 杨某，男，59岁。跌伤致右桡骨远端骨折并伴有尺骨茎突骨折，行切开复位内固定术（图11-27、图11-28）。

骨折分型：Smith骨折。

治疗：骨折移位明显，桡腕关节损伤，手法复位难以恢复正常关节解剖关系，遂选择掌侧行切开复位钢板内固定术。

手术方式：切开复位钢板内固定术，切口选择桡骨远端掌侧手术入路。具体步骤：①于腕掌侧桡侧屈腕肌肌腱桡侧做切口，远端不超过腕掌侧远端横纹，向近端延长约8cm；②切开皮肤、皮下和深筋膜后，于桡侧屈腕肌肌腱桡侧和桡动脉间钝性分离，显露旋前方肌，于桡骨外侧边缘切断此肌，将之翻向尺侧，即显露骨折；③一般将关节囊横行切开1～2cm长，以便术中了解复位情况，直视下复位关节面骨折，用2mm克氏针维持固定；④透视确认骨折复位满意后用T形掌侧支撑钢板固定。

★专家点评：切开旋前方肌，注意完成内固定后需缝合修复。

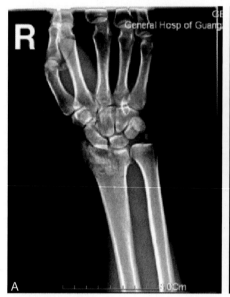
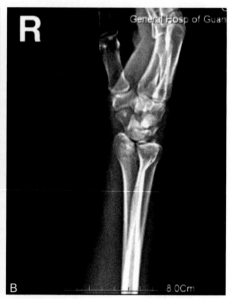

图 11-27 病例2术前X线片

A.正位片；B.侧位片

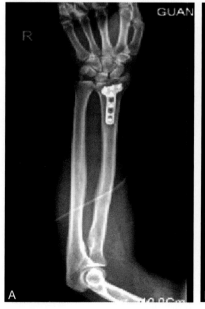
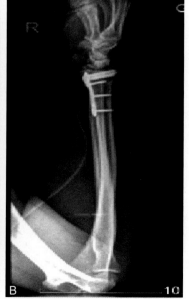

图 11-28 病例2术后X线片

A.正位片；B.侧位片

[**病例 3**]　向某，女，35 岁。跌伤致左桡骨远端骨折，行切开复位内固定术（图 11-29、图 11-30）。

骨折分型：Smith 骨折。

治疗：骨折移位明显，桡腕关节损伤，手法复位难以恢复正常关节解剖关系，行掌侧切开复位钢板内固定术。

手术方式：切开复位钢板内固定术，切口选择桡骨远端掌侧手术入路。具体步骤：①患肢近端上气囊加压止血带，患肢外展，置于手术台附

台上；②采用掌侧 Henry 入路，常规显露骨折断端，直视下复位；③锁定钢板内固定系统（AO，2.4mm）置于桡骨远端关节面下方 2 ~ 3cm，先于滑动孔置入 1 枚皮质骨螺钉临时固定，克氏针辅助维持复位，C 臂机透视下调整好钢板位置，用锁定螺钉行内固定；④根据骨折固定需要，使用克氏针临时固定，钢板固定后拔除。

★专家点评：固定螺钉勿侵入腕关节内，注意恢复掌倾角、尺偏角。

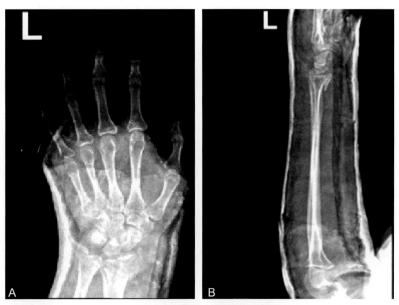

图 11-29　病例 3 术前 X 线片

A. 正位片；B. 侧位片

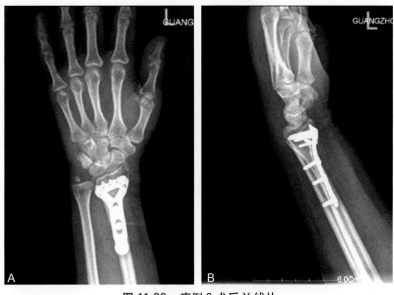

图 11-30　病例 3 术后 X 线片

A. 正位片；B. 侧位片

[**病例4**] 邓某，女，74岁。左桡骨远端陈旧性骨折，行切开复位植骨内固定术（图11-31、图11-32）。

骨折分型：Barton骨折。

治疗：骨折移位明显，桡腕关节损伤合并脱位，手法复位难以恢复骨折及正常关节解剖关系，遂行切开复位钢板内固定术。

手术方式：切开复位钢板内固定术，切口选择桡骨远端掌侧手术入路，需注意恢复桡骨远端解剖结构及桡腕关节正常位置。具体步骤：①手术前通过X线片对骨折位置进行观察，取平卧位，向外侧展开患肢，进行臂丛神经麻醉，从桡骨远端入路，在桡骨茎突近端切开，并且逐渐延伸至手掌，经手腕横纹；②显露屈腕肌，牵拉，对桡动脉进行保护，切断旋前方肌，显露桡骨远端；③直视下复位骨折处，以克氏针固定，保持关节面平整；④取同种异体骨植骨，选择合适的钢板锁定，透视下确定复位，效果满意后拧入螺钉。

★专家点评：Barton骨折涉及关节面，术中需特别注意恢复关节面平整，然后以克氏针临时固定，再使用锁定钢板稳定固定。

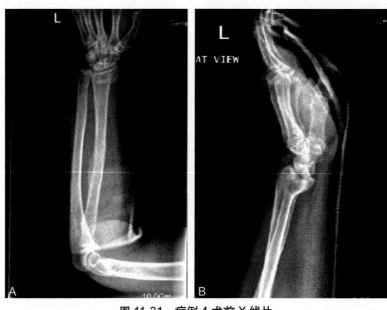

图11-31　病例4术前X线片
A.正位片；B.侧位片

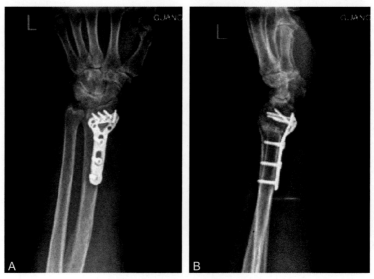

图11-32　病例4术后X线片
A.正位片；B.侧位片

[**病例5**] 林某，男，5岁。左尺桡骨远端开放骨折，行伤口清创＋桡骨外固定术（图11-33、图11-34）。

骨折分型：开放性尺桡骨双骨折。

治疗：骨折移位，短缩明显，有开放性伤口，伤口及骨折邻近关节，需行伤口清创术，联合行外固定术，待伤口愈合且无明显感染情况下，可行二次手术拆除外固定，行切开复位钢板内固定术，恢复解剖复位。

手术方式：伤口清创＋尺桡骨外固定术。具体步骤：①彻底伤口清创，注意保护肌腱、神经；②牵引复位，主要恢复前臂长度，尽量恢复对位对线；③复位钳临时固定，先固定尺骨，于骨折近端、远端拧入外固定架骨针，遵照外固定架原理连接外固定架；④安装桡骨外固定架，注意拧入近端段外固定骨针时防止损伤桡神经深支；⑤合理闭合伤口，留置冲洗系统。

★专家点评：清创需彻底，外固定术最重要的目的是维持前臂长度，为二次内固定手术做好准备。

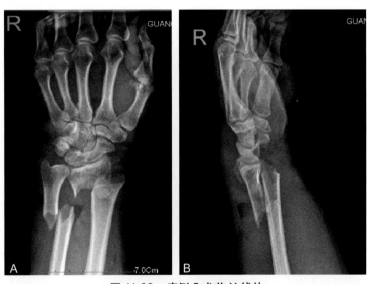

图 11-33　病例 5 术前 X 线片
A. 正位片；B. 侧位片

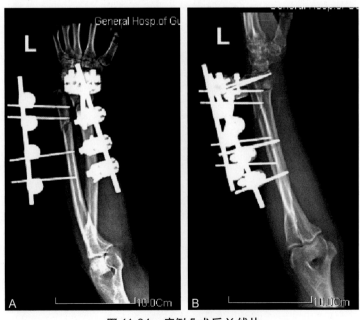

图 11-34　病例 5 术后 X 线片
A. 正位片；B. 侧位片

[病例6]　董某，男，57岁。右桡骨远端关节内骨折，行桡骨切开复位内固定术（图11-35、图11-36）。

骨折分型：桡骨远端关节内粉碎性骨折。

治疗：由于骨折块碎裂严重，骨折块涉及关节，需解剖复位并有效固定。

手术方式：切开复位，利用针板固定；切口选择桡骨远端背侧内、外侧柱双切口。具体步骤：①内侧入路，显露尺侧柱骨折部位，复位，恢复尺侧柱高度及关节面；②使用尺侧针板维持尺侧柱稳定性；③显露桡侧柱骨折部位，复位，恢复桡侧柱高度及关节面，尤其是尺偏角；④使用桡侧针板维持桡侧柱稳定性。

★专家点评：干骺端的骨皮质薄，尤其在骨量减少的骨质，螺钉并不能牢固固定，而钢板较厚，可能造成局部刺激并最终磨断腕部背侧肌腱，因而在桡骨背侧不能轻易使用普通钢板。针板固定系统主要有3种形式：针状板（柱状板）、针形内置物、小型支撑钢板。针状板（柱状板）又分为桡侧针状板和尺侧针状板，前者用来稳定桡侧柱，后者用来固定尺骨背侧骨块；针形内置入物用于固定桡骨背侧皮质、关节内中央骨块及关节内植骨块；小型支撑钢板用于修复掌侧缘的骨块，较传统钉板系统，更有利于固定关节面的小骨折块。

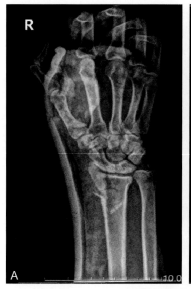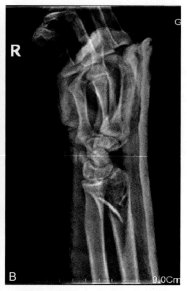

图11-35　病例6术前X线片

A.正位片；B.侧位片

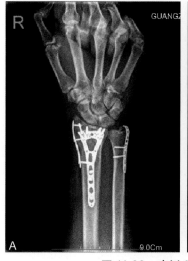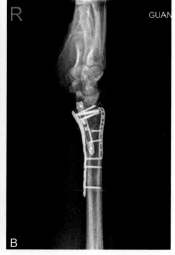

图11-36　病例6术后X线片

A.正位片；B.侧位片

（黄显华　王新宇　陈辉强）

参 考 文 献

崔壮, 余斌, 熊小龙, 等. 2010. 桥式外固定和非桥式外固定治疗桡骨远端骨折的系统评价与 Meta 分析 [J]. 中华创伤骨科杂志, 12(10): 922-926.

王万宗, 王秋根, 张秋林, 等. 2005. 外固定加有限内固定治疗桡骨远端粉碎性骨折 [J]. 中华骨科杂志, 25(3): 165-169.DOI: 10.3760/j.issn: 0253·2352.2005.03.007.

郑上团, 吴斗, 郝海虎, 等. 2016. 桡骨远端骨折的治疗进展 [J]. 中华创伤骨科杂志, 36(5): 314-320.

Diaz-Garcia R J, Oda T, Shauver M J, et al. 2011.A systematic review of outcomes and complications of treating unstable distal radius fractures in the elderly[J].J Hand Surg Am, 36(5): 824-835.

Egol K A, Walsh M, Romo-Cardoso S, et al. 2010.Distal radial fractures in the elderly: operative compared with nonoperative treatment[J].J Bone Joint Surg Am, 92(9): 1851-1857.

Fujitani R, Omokawa S, Akahane M, et al. 2011.Predictors of distal radioulnar joint instability in distal radius fractures[J].J Hand Surg Am, 36(12): 1919-1925.

Graham T J. 1997.Surgical correction of malunited fractures of the distal radius[J].J Am Acad Orthop Surg, 5(5): 270-281.

Grewal R, Perey B, Wilmink M, et al. 2005.A randomized prospective study on the treatment of intra-articular distal radius fractures: open reduction and internal fixation with dorsal plating versus mini open reduction, percutaneous fixation, and external fixation[J].J Hand Surg Am, 30(4): 764-772.

Gutow A P. 2005.Avoidance and treatment of complications of distal radius fractures[J].Hand Clin, 2l(3): 295-305.

Hargreaves D G, Drew S J, Eckersley R. 2004.Kirschner wire pin tract infection rates: a randomized controlled trial between percutaneous and buried wires[J].J Hand Surg Br, 29(4): 374-376.

Karantana A, Downing N D, Forward D P, et al. 2013. Surgical treatment of distal radial fractures with a volar locking plate versus conventional percutaneous methods: a randomized controlled trial[J].J Bone Joint Surg Am, 95(19): 1737-1744.

Kim J Y, Tae S K. 2014.Percutaneous distal radius ulna pinning of distal radius fractures to prevent settling[J].J Hand Surg Am, 39 (10): 1921-1925.

Lichtman D M, Bindra R R, Boyer M I, et al. 2011.American Academy of Orthopaedic Surgeons clinical practice guideline on: the treatment of distal radius fractures[J].J Bone Joint Surg Am, 93 (8): 775-778.

Lutz K, Yeoh K M, Macdermid J C, et al. 2014.Complications associated with operative versus nonsurgical treatment of distal radius fractures in patients aged 65 years and older[J].J Hand Surg Am, 39(7): 1280-1286.

Meena S, Sharma P, Sambhafia A K, et al. 2014.Fractures of distal radius: an overview[J].J Family Med Prim Care, 3(4): 325-332.

Sakai A, Oshige T, Zenke Y, et al. 2008.Association of bone mineral density with deformity of the distal radius in low-energy Colles'f ractures in Japanese women above 50 years of age[J].J Hand Surg Am, 33(6): 820-826.

第**12**章

腕关节骨折及脱位

一、解剖学特点

腕关节是人体关节结构中最复杂的关节，包括桡腕关节、腕骨中间关节及下尺桡关节。8块腕骨分为远近两排，各有4块。分别包括大多角骨、小多角骨、头状骨、钩骨、手舟骨、月骨、三角骨、豌豆骨，腕骨之间的连接及腕骨和掌骨与前臂之间的连接，是通过一套复杂的韧带装置实现的，正是由于这一复杂韧带连接结构的存在，使这个独特的复合关节能很好地完成运动及传导能量的功能。

腕关节横排理论的提出：腕关节由4个近排腕骨和4个远排腕骨组成，这种排列形成了桡腕关节、腕中关节。手舟骨在两排腕骨中起桥接作用，并为腕中关节提供稳定连接。近排腕骨位于远排腕骨和桡骨远端及三角纤维软骨（TFC）之间的中间部分，可使压力通过近排腕骨的传导，从远排腕骨到达桡骨及三角纤维软骨。

手舟骨位于腕关节的桡侧，远端及近端膨大、中部狭窄，狭窄部又称腰部，是手舟骨骨折的好发部位，腰部骨折不愈合率及缺血坏死概率均较高。手舟骨跨越腕中关节，是两排腕骨运动的连接杆，同时也是维持腕关节稳定的重要结构。

手舟骨的血供主要来自桡动脉分支，此分支从手舟骨腰部或更远的背侧脊进入，占整个手舟骨血供的 70% ～ 80%，而手舟骨近端的血供几乎全部来自此血管，因此也导致了手舟近端骨折坏死率极高（图12-1、图12-2）。

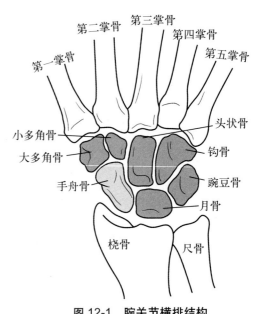

图 12-1　腕关节横排结构

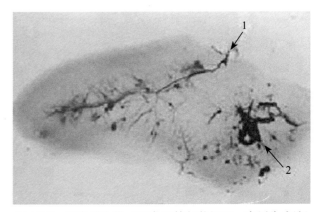

图 12-2　手舟骨血供（手舟骨的矢状切面，右侧为头端）
1. 手舟骨桡动脉背侧分支；2. 手舟骨桡动脉掌侧分支

二、影像学评估与骨折分型

（一）腕关节常规 X 线

X 线检查仍然可作为发现手舟骨骨折的简便方法。拍摄标准的腕关节正侧位、尺偏位前后位、45°旋前位和旋后位 X 线片都是必要的检查，可以明确手舟骨骨折的部位和类型。

（二）腕关节 CT 及 MRI 检查

腕关节 CT 检查及 MRI 检查可以明确判断骨折部位，尤其是对于陈旧性手舟骨骨折，可以判断手舟骨是否存在骨不连、骨坏死等情况。

（三）腕关节骨折分型

1. 手舟骨骨折分型　手舟骨骨折的分类方法较多，常用的有依据骨折部位分类及 Herbert 分类两种方法。

（1）按骨折部位分类

1）手舟骨结节骨折。

2）手舟骨远 1/3 骨折。

3）手舟骨腰部骨折。

4）手舟骨近 1/3 骨折。

（2）Herbert 分型（图 12-3）

A 型：稳定型骨折。A1，手舟骨结节骨折；A2，腰部骨折无移位。

B 型：不稳定型骨折。B1，手舟骨远端斜行骨折；B2，手舟骨腰部骨折有移位；B3，手舟骨近端骨折；B4，手舟骨骨折伴有腕骨脱位（经手舟骨月骨周围脱位）。

C 型：延迟愈合。

D 型：明确的骨不连。D1，纤维连接型骨折；D2，假关节形成型骨折。

A 型
稳定型骨折
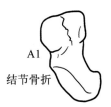
A1
结节骨折
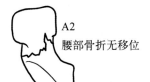
A2
腰部骨折无移位

B 型
不稳定型骨折
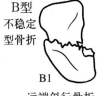
B1
远端斜行骨折
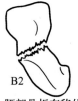
B2
腰部骨折有移位
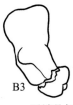
B3
近端骨折
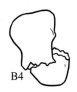
B4
经手舟骨、月骨周围脱位

C 型
延迟愈合
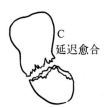
C
延迟愈合

D 型
明确的骨不连
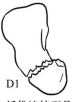
D1
纤维连接型骨折
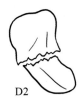
D2
假关节形成型骨折

图 12-3　Herbert 分型

2. 其他腕骨骨折分型 腕骨均可出现骨折，但以手舟骨骨折最常见，小多角骨折最少见。

（1）头状骨骨折：头状骨位于诸腕骨中央，很少单独发生骨折脱位，多与掌骨或其他腕骨合并损伤，如头舟骨综合征（手舟骨与头状骨同时骨折，经手舟骨、头状骨、月骨周围骨折、脱位等）等。腕关节受到过度背伸暴力作用时，头状骨可与桡骨远端腕关节面背侧缘相撞击，腕过度掌屈也导致发生头状骨骨折。

（2）月骨骨折：少见，腕关节过度背伸，月骨侧角碰击桡骨关节面背侧缘所致。

（3）三角骨骨折：以横行骨折、背侧骨折、背侧撕脱骨折多见。与腕关节过度背伸、尺偏与尺骨及钩骨撞击、韧带牵拉有关。

（4）豌豆骨骨折、脱位：跌倒时腕关节过伸，小鱼际肌着地，暴力传至豌豆骨，可导致豌豆骨骨折、软骨塌陷，尺侧腕屈肌肌腱附着处撕脱骨折。

（5）大多角骨骨折：拇指内收时暴力由掌骨纵轴传至近端，导致大多角骨关节面骨折。

（6）小多角骨骨折、脱位：极少见，暴力沿第2掌骨传导所致。

（7）钩骨骨折：少见，跌倒时小鱼际肌着地反作用力暴力经第5掌骨传至钩骨所致。

如果根据骨折是否明显移位，上述腕骨骨折也可分为：①无明显移位；②明显移位。

三、术前计划

（一）手舟骨骨折

Herbert A 型为稳定型骨折，非手术治疗行管型石膏固定为首选治疗方案。非手术治疗方案主要为长臂管型石膏托固定 6 周，之后改短臂管型石膏再固定 6 周。此外，经皮内固定术也是 A 型骨折治疗的很好选择。

对于 Herbert B 型手舟骨骨折，几乎所有学者都认同将切开复位内固定术作为首选的治疗方案。B1、B2、B4 型适用于掌侧入路，B3 型适用于背侧入路。

Herbert C 型、D 型骨折需行切开植骨内固定术，可选择骨折断端间植骨和 Matti-Russe 植骨，材料可选择自体髂骨及桡骨远端。背侧带蒂植骨治疗对于复位良好的近端骨折有明显作用。目前

认为，植骨比改善血供更为重要，其主要作用是置入的骨块能提供骨折愈合所需的结构稳定。

手舟骨骨折复位后应用最广泛的内固定是 Herbert 螺钉系统，其中间平滑，两端带不同螺距的螺纹，可以在旋入螺钉时起到骨折断端加压的作用；螺钉亦可完全拧入软骨中，术后对于关节活动不产生影响。

对于特殊的手舟骨近端骨折而言，其骨折很可能已破坏骨折近端的血供。对于早期发现的骨折，可行非手术治疗石膏固定，但应定期复查，并提前告知患者此处骨不连可能性较大。若发现骨不连或骨折延迟愈合，可行背侧入路及骨松质植骨内固定术。近端骨折块应彻底刮除硬化骨，直至骨松质有渗血，若没有渗血，则应刮至软骨下骨。于缺损处填满骨松质，然后行螺钉固定。

其余腕骨骨折术前准备与手舟骨相类似，若移位不明显，均可非手术治疗，予以石膏外固定；若移位明显，均可考虑手术治疗。头状骨及三角骨往往以克氏针固定，月骨或豌豆骨骨折粉碎严重，坏死概率高，可考虑切除。

（二）头状骨骨折

头状骨位于诸腕骨中央，很少单独发生骨折脱位，多与掌骨或其他腕骨合并损伤，如头舟骨综合征（手舟骨与头状骨同时骨折，经手舟骨、头状骨、月骨周围骨折、脱位等）。当腕关节受到过度背伸暴力作用时，头状骨可与桡骨远端关节面背侧缘相撞击，发生头状骨颈部骨折，近侧骨折段可旋转 90° 或 180°。腕过度掌屈也可导致头状骨骨折。头状骨近侧段发生的骨折可能出现缺血坏死，治疗时应予以重视。临床高度怀疑骨折而 X 线片无异常发现者，可做 CT 检查，以减少漏诊。

头状骨骨折无移位者可采取闭合复位外固定，有移位者可行切开复位克氏针内固定。

（三）月骨骨折

治疗掌、背侧的月骨骨折可用石膏管型将腕关节分别固定在稍掌屈或背伸位。4～6 周后去除石膏活动。无位移的月骨体骨折也可依此处理，有移位者需行切开复位克氏针内固定。无论骨折类型如何，固定期间应定期做 CT 检查，了解有无缺血性坏死发生，以便及时更换治疗方案。月

骨骨折向背侧移位时常有骨折不愈合发生，如有临床症状，可切除骨折块。月骨Ⅰ度、Ⅱ度、Ⅲ度坏死者，可行大小多角骨、手舟骨间关节融合术，Ⅳ度坏死者行月骨摘除术。

（四）三角骨骨折

关节面骨折移位＞1mm 或分离移位＞2mm 者，采取闭合复位经皮穿针内固定或切开复位内固定。无移位的横行骨折、背侧骨折及背侧撕脱骨折均可采用石膏托固定，腕背伸于功能位固定 6 周。

（五）豌豆骨骨折

治疗多为石膏托固定，腕屈曲位 6 周。粉碎性骨折、骨折愈合遗留疼痛或引发尺神经功能障碍者，行豌豆骨切除术。

（六）大、小多角骨骨折

关节面移位＞1mm 需行切开复位内固定；反之，闭合复位石膏托固定，6 周即可。

（七）钩骨骨折

关节面平整者行闭合复位外固定；反之进行切开复位内固定。钩骨骨折多有分离移位，难以自行愈合，需要行切开复位内固定术，若出现坏死则需要行切除术。

四、手舟骨骨折手术操作与技巧

（一）掌侧经皮手舟骨骨折内固定术

1. 麻醉　多选用臂丛麻醉，也可选择全身麻醉。取仰卧位，前臂外展。

2. 掌侧经皮内固定术　前臂旋后，可于腕关节背侧垫无菌绷带卷，使手腕处于背伸状态。于体表触摸手舟骨结节，并用克氏针标记进针方向，透视调整，用记号笔标记（图 12-4、图 12-5）。消毒后，于手舟骨结节做小切口，分离周围软组织，自远端向近端，分别向背侧、尺侧各倾斜 45°打入导针（图 12-6），透视正侧位，调整导针位置（图 12-7、图 12-8），透视下见导针位置良好后，用空心钻沿着导针钻孔（图 12-9），拧入螺钉（图 12-10），加压包扎伤口即可（图 12-11）。

（二）背侧经皮手舟骨骨折内固定术

1. 麻醉　多选用臂丛麻醉，也可选择全身麻醉。取仰卧位，前臂外展。

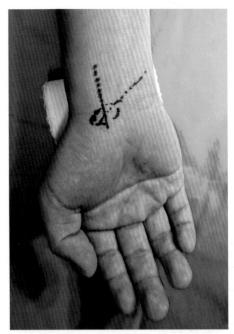

图 12-4　术前标记手舟骨结节

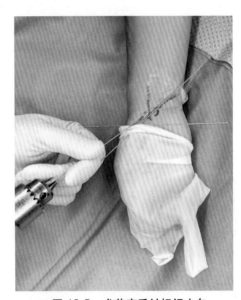

图 12-5　术前克氏针标记方向

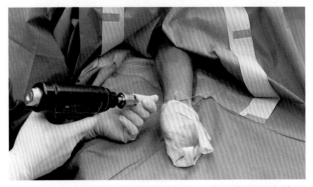

图 12-6　打入导针，调整进针角度，直至获得满意的钉道位置

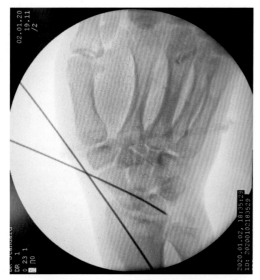

图 12-7　正位透视导针位置居中

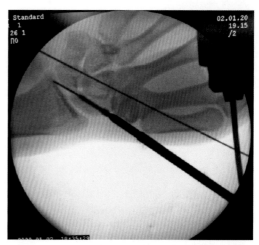

图 12-10　拧入螺钉后透视，螺钉拧入到位

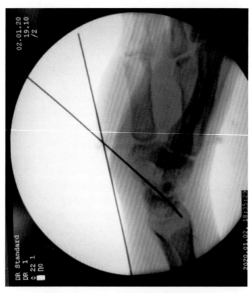

图 12-8　侧位透视导针位置良好

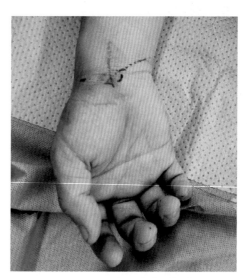

图 12-11　加压包扎伤口

2. 背侧经皮内固定术　前臂旋前，于体表鼻烟窝处触摸手舟骨，并用克氏针标记进针方向，透视后调整。消毒后，于鼻烟窝处做小切口，自远端向近端，向尺骨茎突方向打入导针，透视正侧位，调整导针位置，透视下见导针位置良好后（图 12-12），用空心钻沿着导针钻孔，拧入螺钉（图 12-13），加压包扎伤口或者缝合一针（图 12-14）。

（三）手舟骨骨折掌侧切开复位内固定术

掌侧入路，前臂旋后，以手舟骨结节为中心做折形切口，逐层分离皮下组织，结扎桡动脉浅支，显露桡侧腕屈肌肌腱，将桡侧腕屈肌肌腱牵开，显露并切开关节囊，即可显露手舟骨结节及桡腕韧带，进一步切开后显露骨折断端。可直视下复位，自手舟骨远端打入导针，透视正侧位，调整导针位置，钻孔，拧入螺钉，反复冲洗后逐层缝合术区。

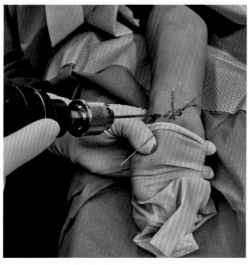

图 12-9　沿着导针的方向用空心钻钻孔

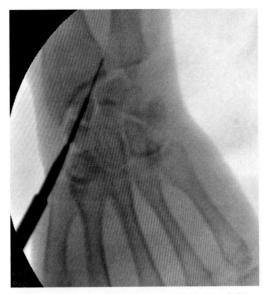

图 12-12　打入导针后透视见导针位置良好

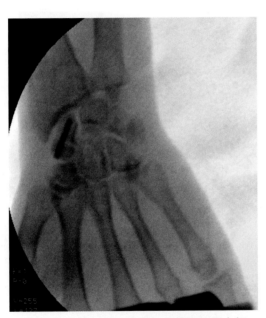

图 12-13　拧入螺钉后透视见螺钉位置良好

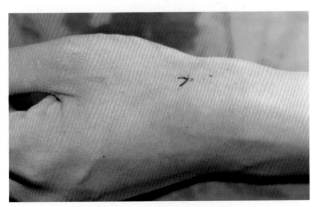

图 12-14　术后微创切口图

（四）手舟骨骨折背侧切开复位内固定术

以 Lister 结节为中心，用记号笔做 S 形切口标记（图 12-15），切开皮下筋膜，显露拇长伸肌肌腱、桡神经浅支、桡骨茎突（图 12-16）；沿桡骨茎突向近侧显露，寻找桡骨茎突与桡骨远端平行的小动脉（图 12-17），切开舟月关节囊，显露手舟骨骨折断端，复位骨折断端，若是陈旧性骨折，需清除骨折断端的硬化骨（图 12-18），复位骨折后打入导针（图 12-19），透视下见导针位置良好（图 12-20），若需要植骨，用骨凿在桡骨茎突处凿出一小方形骨块（图 12-21），注意保护方形骨块的骨膜，凿下方形骨块，保留骨膜与表面的筋膜，做成筋膜瓣，准备转移植骨，将筋膜骨瓣置入骨缺损区（图 12-22），反复冲洗后逐层缝合术区。

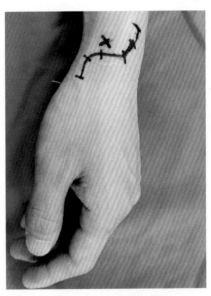

图 12-15　术前标记切口

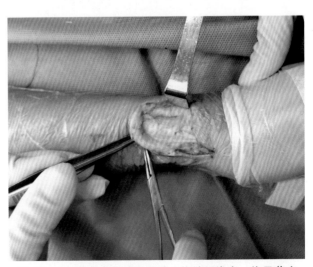

图 12-16　显露拇长伸肌肌腱、桡神经浅支、桡骨茎突

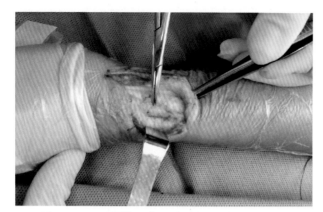

图 12-17　显露桡骨茎突近端的贴骨膜的小动脉

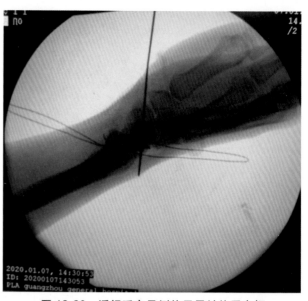

图 12-20　透视手舟骨侧位见导针位置良好

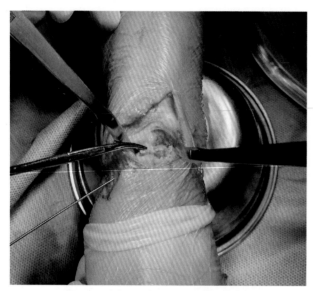

图 12-18　显露骨折断端，清理断端硬化骨

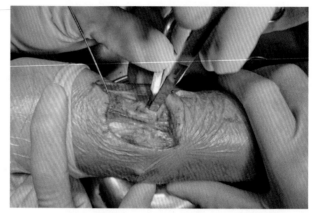

图 12-21　用小骨凿凿下一小方形骨块，注意保护骨块表面的骨膜

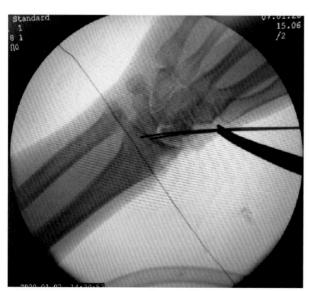

图 12-19　透视下打入导针 2 枚

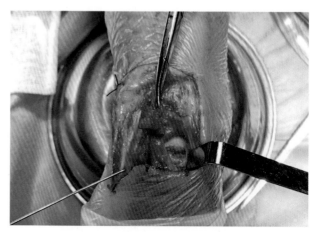

图 12-22　将凿下的骨块植入骨缺损处

（五）术后处理

1. 手舟骨骨折内固定术后，建议常规石膏托拇指外展位固定 6 周。

2. 6 周后复查 X 线片和 CT，根据情况决定是否继续外展位固定。

3. 复查见 X 线片骨痂生长，可去除外固定，行功能康复锻炼。

五、常见并发症

（一）手舟骨骨折内固定术后并发症

1. **腕关节活动受限**　少数患者长期石膏固定后腕关节活动受限，经积极康复锻炼后一般能恢复。

2. **瘢痕挛缩**　手舟骨骨折切开复位后少数患者可能出现瘢痕挛缩。部分患者掌侧皮神经或桡神经背侧感觉支受到损伤，术后出现神经瘤等并发症。术者在具体操作时应小心谨慎，避免损伤。

3. **手舟骨骨折延迟愈合、不愈合**　手舟骨骨折内固定术后可能出现延迟愈合，若出现延迟愈合，考虑加石膏外固定 6 周后，口服促进骨折愈合药物治疗；若出现骨折不愈合，考虑桡骨茎突骨瓣转移修复术。

4. **手舟骨坏死**　明确手舟骨坏死，考虑行桡骨茎突骨瓣转移修复术。

（二）月骨骨折与脱位术后并发症

1. 月骨坏死，与月骨血供解剖特点有关。

2. 腕关节长期疼痛、腕关节炎及腕关节活动受限。

六、典型病例与专家点评

[**病例 1**]　李某，男，30 岁。跌伤致右腕手舟骨骨折，行闭合复位内固定术（图 12-23～图 12-25）。

骨折分型：手舟骨腰部骨折。

手术方式：闭合复位内固定术。具体步骤：①选用全身麻醉或局部麻醉。使用止血带，上肢放在上肢手术桌上。准备对侧髂嵴，铺单，以备取骨。手术桌的安放需易于使用 C 臂机，可清楚地看到荧光屏。②透视检查手舟骨，确认骨折适合闭合治疗，必要时行闭合复位。找到并标记手舟骨结节的突起，腕关节桡偏时突起更明显。在结节表面做 1cm 纵切口，显露手舟骨结节。③将钻头导向器紧压在手舟骨结节上，偏向桡侧，经套筒插入 1mm 导针。导针位置与深度合适。④导针进入正确位置后，用测深器测量手舟骨长度，空心钻顺导针钻入，注意钻头与导针方向一致。⑤根据骨折形状确定使用正常螺钉还是加强压螺钉，并沿导针旋入螺钉。尾纹开始进入骨质后，在完全旋紧螺钉之前去除导向器和导针。确保尾纹正好埋入结节部的表面下，再次透视腕关节，检查螺钉的最终位置和固定的稳定程度。放松止血带，缝合皮肤切口，用衬垫结实的绷带包扎，不用石膏。

★专家点评：闭合复位可最大限度地保护手舟骨血供，内固定位置适当，骨折对位对线可，固定可靠。

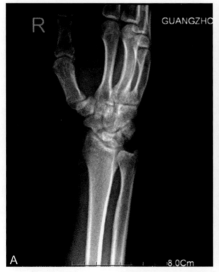 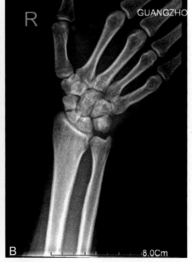

图 12-23　病例 1 腕关节 X 线片
A. 斜位片；B. 偏位片

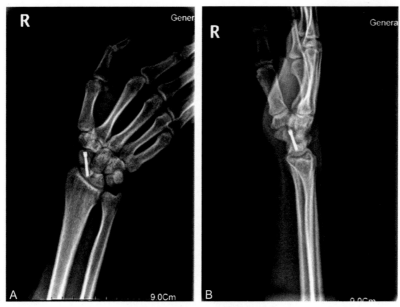

图 12-24　病例 1 术后 X 线片

A. 正位片；B. 侧位片

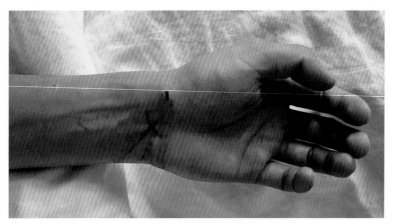

图 12-25　病例 1 术后外观照片

[病例 2]　吕某，男，43 岁。高处坠落伤致左腕部多发损伤，行切开复位内固定术（图 12-26、图 12-27）。

骨折分型：腕部多发骨折：桡骨远端骨折＋月骨脱位。

手术方式：切开复位内固定术。具体步骤：①于腕掌侧桡侧屈腕肌肌腱做切口，远端达屈腕支持带远端，向近端延长约 8cm；②切开皮肤、皮下和深筋膜后显露腕关节，将月骨复位，拉力螺钉固定；③于桡侧屈腕肌肌腱和桡动脉间钝性分离，显露旋前方肌，于桡骨外侧边缘切断此肌，将之翻向尺侧，即显露骨折，直视下复位关节面骨折，用 2mm 克氏针维持固定；④透视确认骨折复位满意后用 T 形掌侧支撑钢板固定。

★专家点评：由于骨折涉及骨块多，不切开难以恢复腕骨解剖关系，复位后内固定方式选择合理，位置适当，骨折对位对线可，固定可靠。

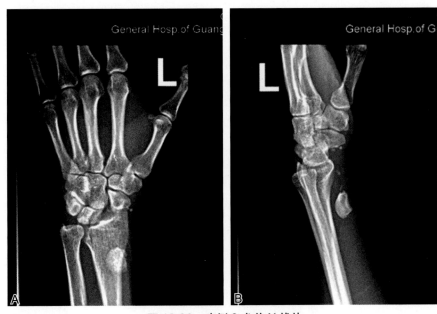

图 12-26　病例 2 术前 X 线片

A. 正位片；B. 侧位片

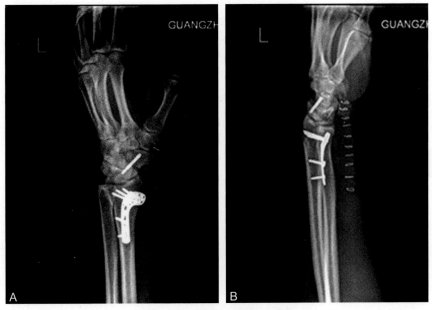

图 12-27　病例 2 术后 X 线片

A. 斜位片；B. 侧位片

[病例 3]　潘某，男，30 岁。右腕手舟骨陈旧性骨折，行切开复位植骨内固定术（图 12-28、图 12-29）。

骨折分型：手舟骨腰部陈旧性骨折。

手术方式：切开复位内固定术。具体步骤：①以手舟骨结节为中心做切口，腕关节极度桡偏时容易触摸手舟骨结节。切口的远侧部分稍弯向拇指根部，近侧部分沿桡侧腕屈肌肌腱的桡侧缘延伸约 2cm。切开桡侧腕屈肌腱鞘，将肌腱牵向尺侧，显露覆盖手舟骨。②清除骨折间瘢痕组织，植入自体骨，复位钳临时固定。③导针置入，空心钻扩孔，拧入长度合适的空心螺钉。④缝合皮肤。

★专家点评：陈旧性骨折需清除骨折间瘢痕组织，必须切开，显露骨折断端，再行硬化骨清除内固定手术。

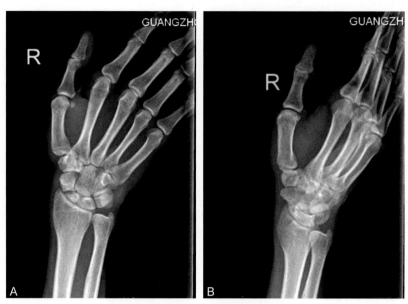

图 12-28 病例 3 术前腕关节 X 线片
A. 正位片；B. 侧位片

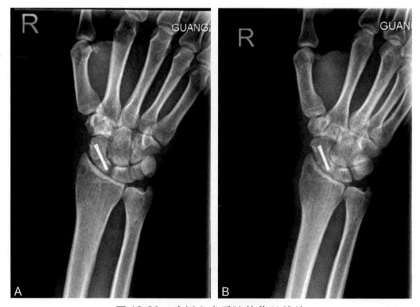

图 12-29 病例 3 术后腕关节 X 线片
A. 正位片；B. 侧位片

[病例 4] 谭某，男，38 岁。高处坠落伤致全身多发骨折，左手舟骨骨折伴经月骨周围脱位，典型 Herbert B4 型骨折，行切开复位内固定术（图 12-30、图 12-31）。

骨折分型：手舟骨骨折伴周围脱位。

手术方式：切开复位内固定术。具体步骤：①以掌侧手舟骨为中心切口切开；②将桡侧腕屈肌牵向尺侧显露手舟骨；③复位手舟骨，导针置入，空心钻扩孔，拧入长度合适的螺钉；④以克氏针将头状骨与月骨固定在正常位置。

★专家点评：手舟骨骨折伴脱位需复位腕骨、关节，需切开恢复腕骨间各关节解剖关系，然后再行内固定。

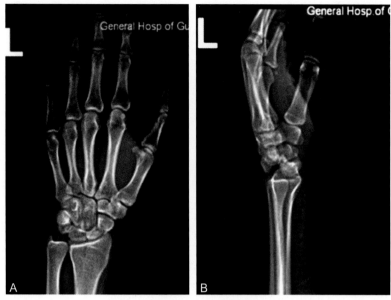

图 12-30　病例 4 术前腕关节 X 线片
A. 正位片；B. 侧位片

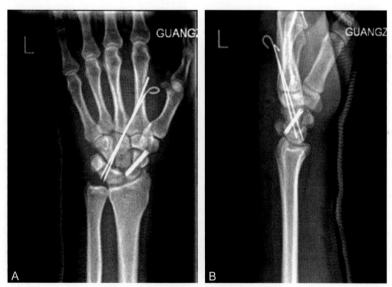

图 12-31　病例 4 术后腕关节 X 线片
A. 正位片；B. 侧位片

[病例 5]　丰某，男，34 岁。跌伤致右月骨脱位，行闭合复位克氏针内固定术（图 12-32、图 12-33）。

骨折分型：月骨脱位。

手术方式：闭合复位经皮氏针内固定术。具体步骤：① C 臂机透视下牵引复位；② 克氏针于尺骨茎突经皮拧入，方向与手舟骨纵轴平行，固定手舟骨和月骨，活动腕关节无阻碍；③ 石膏外固定加强。

★专家点评：月骨脱位需复位月骨周围正常解剖关系后再行内固定，以避免月骨脱位导致的缺血性坏死及腕关节活动不良等并发症。

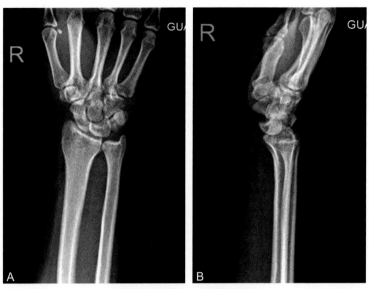

图 12-32　病例 5 术前 X 线片

A. 正位片；B. 侧位片

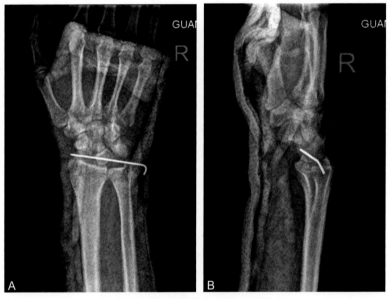

图 12-33　病例 5 术后 X 线片

A. 正位片；B. 侧位片

（夏远军　陈辉强　王　非）

参 考 文 献

陈雷，路来金，张志新，等 . 2008. 经皮腕背入路 DTJ 空心螺钉内固定治疗舟骨骨折 [J]. 中华骨科杂志，28(7): 576-581.

陈山林，田光磊，李文军，等 . 2010. 吻合血管股骨内侧髁骨瓣移植治疗难治性舟骨骨折不愈 [J]. 中华骨科杂志，30(5): 487-491.

陈振兵，洪光祥，Germann G. 2006.Martin 螺钉经皮穿针内固定治疗非移位性舟骨骨折 [J]. 中华骨科杂志，26(2): 130-131.

陈振兵，洪光祥，王发斌，等 . 2006. 腕关节融合钢板内固定术的临床疗效 [J]. 中华手外科杂志，22(6): 327-329.

蒋继乐，刘波，陈山，等 . 2016. 掌、背侧入路经皮加压螺钉内固定治疗急性舟骨腰部骨折 [J]. 中华骨科杂志，36(14): 898-906.

刘振利，孙继飞，刘晓伟，等 . 2010. 桡骨远端楔形截骨术治疗月骨坏死 32 例分析 [J]. 人民军医，(2): 134-135.

沈其孝，陈振兵，翁雨雄，等．2010.大多角骨切除加桡侧腕屈肌悬吊治疗退行性第一腕掌关节炎 [J].中华手外科杂志，(2): 71-73.

覃励明，徐永清，吴农欣，等．2006.镍钛记忆合金腕骨四角融合器的研制及生物力学测试 [J].中华手外科杂志，(3): 137-139.

王健，卓高豹，张怀保，等．2012.可吸收螺钉内固定结合创必复治疗陈旧性舟骨骨折 [J].中华手外科杂志，28(3): 154-156.

张颖，路来金，宫旭，等．2015.舟骨、月骨骨折和（或）脱位的疗效分析 [J].中华骨科杂志，35(2): 183-188.

张哲敏，张雪莉，邵新中，等．2006.经皮交叉克氏针固定、自体骨髓移植治疗 Herbert I 型腕舟骨骨折的临床研究 [J].中华手外科杂志，22(2): 97-98.

Heyworth B E, Lee J H, Kim P D, et al. 2008.Hylan versus corticosteroid versus placebo for treatment of basal joint arthritis: a prospective randomized, double-blinded clinical trial [J].J Hand Surg Am, 33(1): 40-48.

Rectenwald J P, Green D P, Dobbs J H, 2005.Symptomatic carpal collapse after trapeziectomy and partial trapeziodectomy: report of two cases [J].J Hand Surg Am, 30(4): 706-710.

Slutsky D J, 姜保国．2011.腕关节外科学 [M].北京：人民军医出版社，272-283, 441-448.

Tay S C, Moran S L, Shin A Y, et al. 2007.The clinical implications of scaphotrapezium-trapezoidal arthritis with associated carpal instability[J].J Hand Surg Am, 32(1): 47-54.

Yuan B J, Moran S L, Tay S C, et al. 2009.Trapeziectomy and carpal collapse[J].J Hand Surg Am, 34(2): 219-227.

第13章

掌骨骨折

一、解剖学特点

掌骨为短管状骨，共5块。每块掌骨均分为头部、颈部、体部和基底部。掌骨体呈棱柱样，向背侧微微凸起。两侧面略凹陷，并有骨间肌附着。掌骨头关节面呈半球形，与近节指骨底部形成掌指关节（图13-1）。

第1掌骨较其他掌骨更为粗短，并与大多角骨相关节，并呈现双凹的鞍状关节。其凹、凸弓相交约90°，使拇指能够外展、旋前、屈曲。正是存在这一特殊的关节匹配属性，使得拇指掌指关节较其他掌指关节相比，屈伸活动更加稳定，但侧方活动度较小。

手的静止状态包括功能位和休息位。手的功能位是手进行各种活动的准备姿势，可根据需求迅速发挥手的功能；当手处于休息位时，手的各组拮抗肌的张力呈现平衡状态，手处于一种半握拳姿势，此姿势是手最稳定的姿势。

二、影像学评估与骨折分型

（一）掌骨的正位与斜位 X 线

目前，掌骨前后位 X 线及斜 45°位 X 线仍作为发现及诊断掌骨骨折的首要检查，可明确骨折的部位、骨折类型，并指导进一步的治疗方式。多数情况下无须行 CT 及 MRI 检查。

（二）掌骨骨折分类

1. 按骨折部位　可分为基底部骨折、骨干骨折、颈部骨折、头部骨折。

2. 按骨折线类型　可分为横行骨折、斜行骨折、螺旋形骨折、撕脱骨折、嵌插骨折、粉碎性骨折。

3. 按骨折畸形　可分为成角畸形、背侧移位、掌侧移位、旋转移位、短缩畸形。

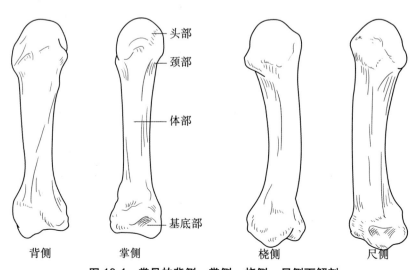

背侧　　掌侧　　　　　桡侧　　尺侧

图 13-1　掌骨的背侧、掌侧、桡侧、尺侧面解剖

4. **按软组织损伤情况** 可分为开放性骨折和闭合性骨折。

5. **按骨折稳定性分类**

（1）稳定型骨折：有嵌插骨折、无移位或微小移位的骨折、几个独立掌骨干的骨折、手指活动时无移位的骨折。

（2）不稳定型骨折：有粉碎性骨折、移位较大的骨折、短斜形和螺旋形骨折多发掌骨骨折、骨折伴周围软组织广泛损伤、关节内骨折（Bennet 骨折及反 Bennet 骨折、Rolando 骨折）单髁或双髁骨折、完全或不完全离断伤。

（三）第1掌骨骨折分型

第1掌骨骨折多半为基底部骨折，依据骨折线可分为4型（图13-2）。

A 型：关节外基底部骨折。

B 型：Bennett 骨折。

C 型：Rolando Y 形、T 形骨折。

D 型：粉碎性骨折。

三、术前计划

掌骨骨折的治疗目的是骨折复位、可靠固定以及早期功能康复锻炼。复位时应使骨折块位置与其功能相一致，并尽量恢复关节的完整性，同时应纠正旋转与成角畸形。掌骨干若存在 5°的旋转，则可导致手指重叠约 1.5cm。而掌骨短缩不应超过 3mm，超过 3mm 会导致内在肌与外在肌肌力的不平衡。第 2、3 掌骨成角畸形不应超过10°，第 4、5 掌骨成角畸形不应超过 20°。

多数闭合性掌骨骨折可通过手法复位、石膏外固定进行治疗。但以下情况需要行手术治疗：不稳定型骨折，经反复多次手法复位失败者；多发掌骨干骨折；有移位的关节内骨折；无法手法复位的掌指关节脱位；合并肌腱、神经、韧带、血管损伤。

关节外的基底部骨折多为直接外力所致，常为嵌插性，且多为稳定型骨折，通过石膏夹板固定即可。对于较大暴力引起的复杂软组织损伤，可通过克氏针固定骨折断端。

单一的掌骨干闭合骨折无移位或仅有微小移位，骨折较为稳定，可行石膏非手术治疗。若骨折移位明显或非手术治疗期间出现骨折移位，可行切开复位内固定。螺旋形、斜行骨折手法复位难度大，复位后无法进行强有力的固定，建议行切开复位内固定。多发掌骨干骨折，特别是伴有

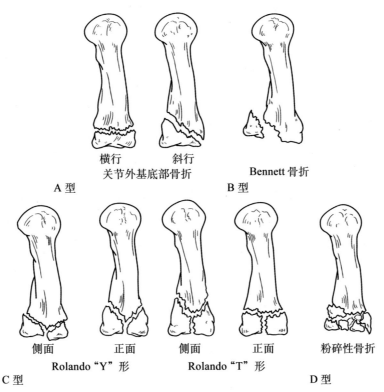

横行　　斜行
关节外基底部骨折
A 型

Bennett 骨折
B 型

侧面　　正面　　侧面　　正面
Rolando "Y" 形　　Rolando "T" 形
C 型

粉碎性骨折
D 型

图 13-2　第 1 掌骨基底部骨折分型

软组织损伤时，是切开复位内固定的手术指征。

掌骨颈骨折较为常见，多为握拳时掌骨头受力所致，以第5掌骨颈骨折最为常见，亦被称为"拳击骨折"。掌骨颈骨折常发生背侧成角，掌骨头向掌侧移位，若成角明显，则会导致抓握功能受限。对于掌骨颈骨折成角超过50°或骨折发现较迟的患者，建议行切开复位内固定治疗。

掌骨头骨折较为少见，且常规X线片阅片难度较大，CT检查更为方便。对于大多数无移位的掌骨头骨折，可采取非手术治疗。移位骨折则建议行切开复位内固定。对于手术复位成功机会较小的粉碎性骨折，可采用牵引或外固定架牵引。

四、手术操作与技巧

1. 麻醉：多选用臂丛麻醉，也可选择全身麻醉。患者取仰卧位，前臂外展。

2. 手术切口：选择于手背做纵切口。第2、5掌骨的显露可于第2、3和第4、5掌骨间做切口；第3、4掌骨显露可在两者之间；若4根掌骨同时显露，可做2处切口，即第2、3掌骨间及第4、5掌骨间切开即可。指总伸肌肌腱之间的腱联合可纵行劈开，切开骨膜后即可显露骨折断端。目前临床上可应用的掌骨内固定种类很多，常用的有钉板系统、克氏针固定等。如果骨折断端位于骨折中部，可选用直钢板。如果骨折断端位于近端1/3，则可选用T形或L形钢板。应仔细对钢板塑形，以使钢板在螺钉拧紧时无扭转力，避免钢板上紧后出现骨折再移位。

3. 粉碎性骨折：应尽量避免对软组织造成损伤，减少骨膜剥离，不破坏骨折血供。掌骨颈骨折复位时，可屈曲90°掌指关节，并通过近节指骨控制旋转；也可屈指90°，用近端指骨推挤掌骨头来进行复位。若掌指关节处于伸直状态下复位，则成角畸形较难恢复。骨折内置入物可选择T形钢板，螺钉固定。

4. Bennett骨折：治疗方式较多，可通过牵引闭合复位克氏针固定，也可通过钉板系统固定。通过牵引拇指末端，将第1掌骨置于外展伸直位，再将拇指旋前即可完成复位。复位后可选择克氏针固定或T形钢板固定。

5. Gustilo Ⅱ型及以上的开放性骨折：患者建议行克氏针固定，术后石膏外固定保护。

6. 缝合时应注意修复纵行切开的骨膜及腱联合，并可放置胶片引流，术后24小时内拔出引流条即可。

五、常见并发症

1. 粘连　肌腱和关节囊的粘连是掌骨骨折的常见并发症。腱鞘、肌腱及手部本身的解剖特点，决定了该部位软组织损伤后易发生粘连。防治措施：早期功能锻炼。

2. 骨折延迟愈合、不愈合　此类患者可能出现骨折移位、内置入物松动断裂等并发症，因此，术中保护骨膜及骨折断端血供、骨折坚强固定对于保证手术效果尤为重要。

3. 畸形愈合　掌骨干骨折术后畸形主要有短缩、背向成角或旋转畸形。短缩严重者，屈指伸肌及骨间肌张力失调，影响伸指功能；若背向成角畸形严重，将影响外观，甚至影响骨间肌张力或导致指伸肌肌腱自发性断裂；旋转畸形带来的功能障碍更明显，握拳时手指会发生交叉。

六、典型病例与专家点评

[病例1]　何某，男，19岁。训练伤致右手第4、5掌骨颈骨折，行切开复位内固定术（图13-3、图13-4）。

骨折分型：颈部骨折。

手术方式：切开复位内固定术；①切开皮肤，切口选择在背侧；②牵开指伸肌肌腱，显露骨折断端，电钻将畸形愈合处钻孔断开，清除骨折断端瘢痕组织及骨赘，牵引复位，恢复指骨对位对线；③钢板置于指骨背侧方或侧方，螺钉固定（图13-4）。

★专家点评：骨折复位对位对线良好，内固定位置理想，固定螺钉数目合理，螺钉未涉及关节面。

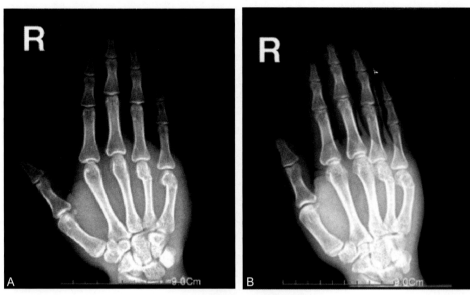

图 13-3 病例 1 术前 X 线片

A. 正位片；B. 斜位片

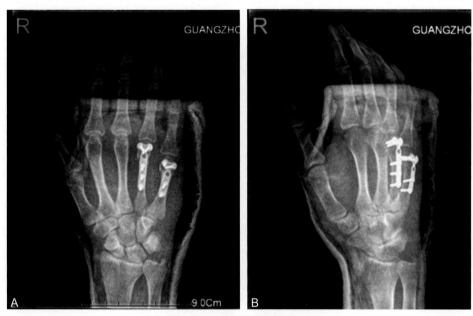

图 13-4 病例 1 术后 X 线片

A. 正位片；B. 斜位片

[病例 2] 张某，男，48 岁。跌伤致右手第 1 掌骨基底部骨折并脱位，行切开复位内固定术（图 13-5、图 13-6）。

骨折分型：基底部骨折（Bennet 骨折）。

手术方式：切开复位内固定术。具体步骤：①切开皮肤，切口选择在拇指近节侧方；② 牵开指伸肌肌腱、腹侧皮肤，显露骨折断端；③以一枚克氏针将基底骨折块固定于第 2 掌骨基底部，另一枚克氏针交叉固定（图 13-6）。

★专家点评：骨折复位对位对线良好，针对骨折块位置特殊、体积小，合理选择克氏针为内置物固定，保证关节面平整。

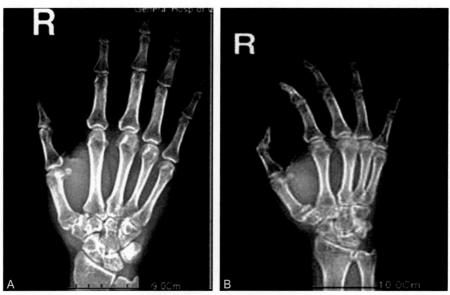

图 13-5　病例 2 术前 X 线片
A. 正位片；B. 斜位片

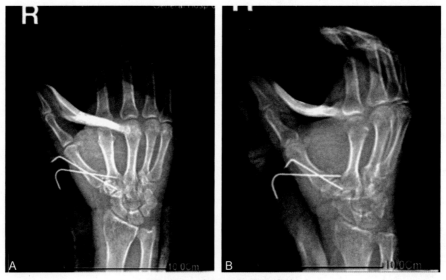

图 13-6　病例 2 术后 X 线片
A. 正位片；B. 斜位片

[**病例 3**]　叶某，男，26 岁。重物砸伤致右手第 4、5 掌骨干骨折，行切开复位内固定术（图 13-7、图 13-8）。

骨折分型：掌骨干粉碎性骨折。

手术方式：切开复位内固定术。具体步骤：①切开皮肤，切口选择在掌骨背侧；②牵开指伸肌肌腱，显露骨折断端，将主要骨折块固定于骨干，克氏针临时固定，恢复指骨对位对线后，将钢板置于指骨背侧方或侧方，螺钉固定；③取出临时固定克氏针。

★专家点评：原粉碎性骨折复位对位对线良好，选择钉板系统内固定，钢板位置放置合理，注意勿损伤指伸肌肌腱，钢板螺钉勿压迫指伸肌肌腱，术后可早期功能锻炼，以利于手部功能康复。

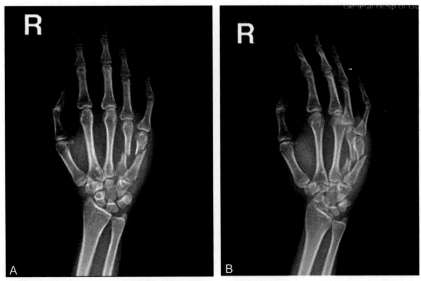

图 13-7　病例 3 术前 X 线片

A. 正位片 ；B. 斜位片

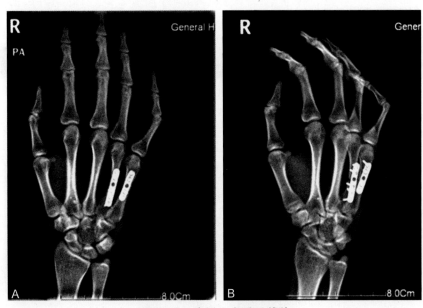

图 13-8　病例 3 术后 X 线片

A. 正位片 ；B. 斜位片

[病例 4]　刘某，男，36 岁。重物砸伤致右手拇指掌骨基底部骨折，行切开复位内固定术（图 13-8、图 13-9）。

骨折分型 ：第 1 掌骨干基底部粉碎性骨折，Rolando Y 形、Guistio Ⅱ型。

手术方式 ：伤口清创 + 骨折外固定。具体步骤 ：①伤口清洗 ；②扩开伤口，显露骨折断端，克氏针临时固定骨折块 ；③外固定架固定，保证骨折对位对线，尤其是指骨长度 ；④闭合伤口。

★专家点评 ：手部开放性伤口容易感染，Guistio Ⅱ型不宜一期内固定，选择外固定架合理，骨折对位对线复位可，掌骨长度得以保持，利于伤口愈合。可考虑二期行内固定手术。

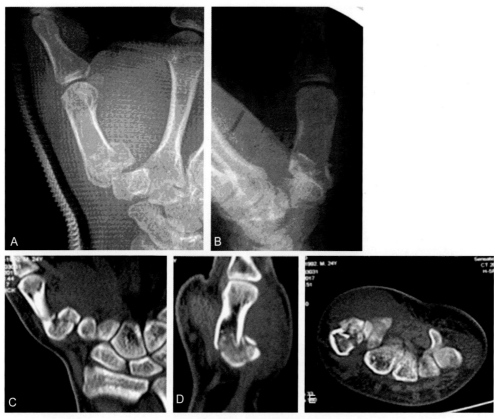

图 13-8　病例 4 术前影像检查
A、B.X 线片；C ～ E.CT

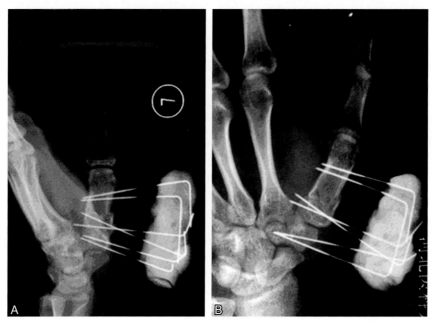

图 13-9　病例 4 术后 X 线片
A.侧位片；B.正位片

（夏远军　李宝平　郭晓泽）

参 考 文 献

方杰, 张文龙, 谢昌平. 2019. 三种固定方式治疗第五掌骨颈骨折的疗效比较 [J]. 中华手外科杂志, 35(1): 8-11.

郜永斌, 田光磊, 王澍寰, 等. 2005. 钩骨 - 掌骨关节损伤的分型及治疗 [J]. 中华骨科杂志, (9): 39-43.

侯春胜, 刘庆叶, 郝红飞, 等. 2015. 掌骨指骨牵引矫治手掌侧烧伤后瘢痕挛缩效果回顾性分析 [J]. 中华烧伤杂志, 31(3): 172-176.

劳杰, 顾玉东, 徐建光, 等. 2004. 掌骨头关节内骨折的治疗 [J]. 中华手外科杂志, 20(4): 213-215.

雷芳, 唐有玲, 陈佩, 等. 2014. 运动疗法联合自制简易矫形器治疗儿童手部烧伤瘢痕挛缩的疗效观察 [J]. 中华烧伤杂志, 30(6): 477-481.

李炳森, 盛进, 吴庆文, 等. 2012. 微型钛板内固定治疗闭合性多发掌骨骨折 [J]. 实用手外科杂志, 26(3): 247-248.

李海雷, 李大村, 赵亮, 等. 2017. 顺行克氏针髓内固定治疗第五掌骨颈骨折 [J]. 中华手外科杂志, 33(2): 144-145.

李金亮, 徐九峰, 张晓光. 2012. 双克氏针顺行髓内固定治疗第 5 掌骨颈骨折 [J]. 临床骨科杂志, 15(4): 480-480.

明立功, 明立山, 王自方, 等. 2017. 闭合复位经皮克氏针横行支撑固定治疗新鲜掌骨多发骨折 [J]. 中华手外科杂志, 33(1): 12-13.

田光磊, 韦加宁, 王澍寰. 1999. 手外科学 [M].2 版. 北京: 人民卫生出版社, 209-355.

王天桢, 王飞, 赵开彦, 等. 2014. 有限切开复位克氏针横向固定治疗掌骨骨折 [J]. 实用手外科杂志, (3): 219-220. DOI: lO.3969/j.issn.1671-2722.2014.03.024.

张长清, 田光磊, 胡琪, 等. 2007.AO 微型螺钉内固定术在手部骨折治疗中的应用 [J]. 中华骨科杂志, 27(11): 828-831.DOI: 10.3760, j.issn: 0253-2352.2007.11.006.

张立山, 潘勇卫, 田光磊. 2010. 顺行髓内针内固定术治疗第四、五掌骨骨折的解剖入路研究 [J]. 中华手外科杂志, 26(2): 67-70.DOI: 10.3760/mad.issn.1005-054X.2010.02.003.

周阳, 杨晓东, 张根福, 等. 2015. 掌骨内支架系统固定相邻掌骨头下骨折 [J]. 中华手外科杂志, 31(6): 407-409.

de G6 es RibeiroA, Gongalez DH, Filho JM, et al. 2016. What is the real angle of deviation of metacalpal neck fractures on oblique views ? A radiographic study[J].Rev Bras Ortop, 51(2): 150-156.DOI: IO.10166.rboe.02.009.

Syed A A, Agarwal M, Giannoudis P V, et al. 2002. Dorsal hamatometacarpal fracture-dislocation in a gymnast. Br J Sports Med, 36(5): 380-382.

第14章

指骨骨折

一、解剖学特点

指骨为小管状骨，共 14 块，其中拇指为 2 节，其余 4 指各 3 节。依次分为近节指骨、中节指骨、远节指骨。近节、中节指骨在结构上可分为基底、干、颈、头，而远节指骨仅有基底、干、粗隆 3 部分。

近节指骨底面为凹陷的关节面，与掌骨头形成掌指关节。头部为滑车结构，滑车中部凹陷，两侧凸隆，与中节指骨底面相关节，外侧面有侧副韧带附着。中节指骨基底部的背侧与关节面处有一横嵴，为指伸肌中央腱的止点。远节指骨掌侧面平坦粗糙，有指深屈肌肌腱附着，背侧面有指伸肌肌腱附着（图 14-1）。

二、影像学评估与骨折分型

（一）手部正位与单节指骨侧位 X 线

手部前后位 X 线及单节指骨侧位 X 线仍作为发现及诊断指骨骨折的首要检查，多数情况下无须行 CT 及 MRI 检查。

（二）指骨骨折分类

1.按骨折部位分类　可分为基底部骨折、骨干骨折、颈部骨折、头部骨折。

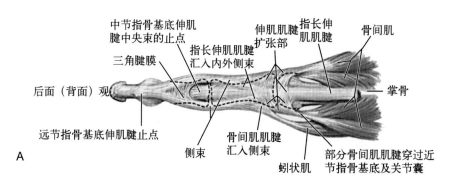

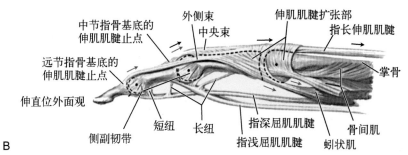

图 14-1　手指解剖

2. 按骨折线类型分类　包括横行骨折、斜行骨折、螺旋形骨折、撕脱骨折、嵌插骨折、粉碎性骨折。

3. 按骨折畸形分类　可分为成角畸形、背侧移位、掌侧移位、旋转移位、短缩畸形。

4. 按软组织损伤情况分类　可分为开放性骨折和闭合性骨折。

5. 按骨折稳定性分类

（1）稳定型骨折：有嵌插骨折、无移位或微小移位的骨折、手指活动时无移位的骨折。

（2）不稳定型骨折粉碎性骨折：有移位较大的骨折、短斜行和螺旋形骨折、多发骨折、骨折伴周围软组织广泛损伤、关节内骨折完全或不完全离断伤。

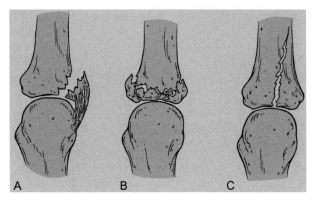

图 14-2　近节指骨基底部骨折分型

三、术前计划

指骨骨折的治疗目的与掌骨骨折相同，同样需要提供可靠的固定、恢复骨折对位及允许早期的功能锻炼。

在受到暴力撞击时，近节指骨基底部骨折多向掌侧成角畸形。若成角畸形 > 25°，则手指的活动将减少。由于在 X 线上会受其他手指的遮挡，成角畸形复位较为困难。若为稳定型骨折，可行石膏固定，应固定掌指关节于屈曲位 60°～70°；不稳定型骨折可采用切开复位内固定。

近节指骨基底部关节内骨折可进一步分为 3 种类型：侧副韧带撕脱骨折、压缩骨折和纵行劈裂骨折（图 14-2）。无移位的撕脱骨折可行非手术治疗，移位明显的撕脱骨折则需行手术治疗，撕脱骨折可行张力带钢丝固定，也可应用锚钉固定。压缩骨折不建议通过牵引复位，建议行切开复位内固定。

近节和中节指骨干的骨折移位会受到内在肌和外在肌力量的影响。闭合性无移位的稳定型骨折可行非手术治疗，石膏夹板固定制动。而闭合性移位且复位后仍不稳定的粉碎性骨折，建议采用切开复位内固定，内置入物可选择钉板系统。

指骨头部的骨折可导致远期疼痛、畸形、活动丧失，屈指挛缩是最常见的并发症。解剖复位是最佳的治疗目标，多数需行手术治疗。

四、手术操作与技巧

1. 麻醉：多选用臂丛麻醉。患者取仰卧位，前臂外展。

2. 手术入路：近节指骨的入路选择包括背侧纵行切口和侧方切口（图 14-3）。背侧纵切口于指骨体表切开，在伸肌肌腱和侧腱束之间进入或于中央腱纵行劈开（图 14-4），切开骨膜后即可显露骨折断端。背侧切口进入后内固定多选择直行钢板，并予以螺钉固定，缝合时应注意对骨膜的缝合，可以起到提供内置入物与伸肌腱之间滑动层的作用。钢板也可放置于侧面，以减少对背侧肌腱滑动结构的干扰（图 14-5 ～图 14-7）。

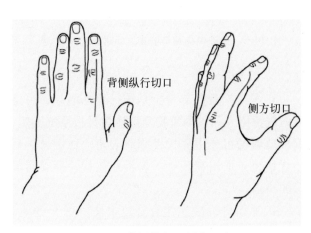

图 14-3　背侧纵行及侧方入路

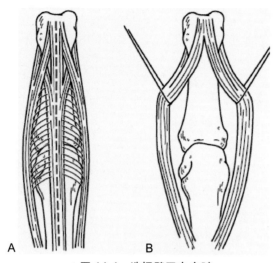

图 14-4　选择劈开中央腱

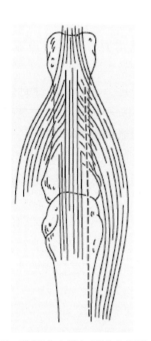

图 14-5　选择中央腱与侧束之间进入

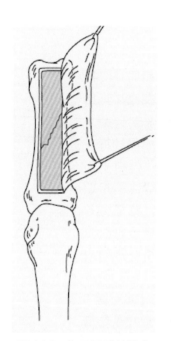

图 14-6　切开骨膜的缝合

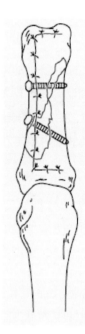

图 14-7　螺钉固定

3. 多数指骨头部骨折是需行手术治疗，可选择常规背侧入路。内置物建议应用钉板系统固定，钢板放置前可先用克氏针临时固定，稳定骨折后放置钢板并取出克氏针。需特别注意骨折旋转畸形的纠正。

4. 手指骨折多半伴有开放损伤，对于 Gustilo Ⅱ 型及以上的患者，可先行克氏针固定，术后石膏外固定保护，也可采取手指外固定。定期复诊，若发生骨折延迟愈合或骨不连，则可拆除外固定而行植骨内固定术。

5. 缝合时应注意修复纵行切开的骨膜及腱联合，可放置胶片引流，术后 24 小时内拔出胶片。

五、常见并发症

指骨骨折的并发症既可能是创伤本身造成，也可能是医源性手术创伤。

1. 活动度丧失　复杂指骨骨折多半会造成手指活动度部分的丧失。原因：手指肌肌腱及腱鞘复杂的解剖结构导致伤后容易发生粘连，也可能因肌腱力学平衡的改变而引起关节活动度的部分丧失。防治措施：术中操作轻柔准确，减少手术的二次损伤，术后早期合理功能锻炼。

2. 粘连 是术后常见的并发症之一，通常是肌腱发生粘连，术后应早期积极进行康复锻炼。

3. 畸形 近节及中节指骨骨折手术需争取解剖复位。因屈、伸肌腱紧贴指骨，如侧方移位或成角畸形愈合，易导致肌腱粘连，张力失衡；若出现旋转畸形，手指屈曲时会发生手术屈曲活动轨迹变形，影响手功能。

4. 骨不连 常由感染、骨折对位不良，固定不可靠等所致。需二次手术植骨内固定。

六、典型病例与专家点评

[病例 1] 张某，女，59 岁。重物砸伤致左手示指近节指骨开放性粉碎性骨折，行切开复位内固定术（图 14-8、图 14-9）。

骨折分型：指骨干粉碎性骨折。

手术方式：切开复位内固定术。具体步骤：①切开皮肤，切口选择在指背侧方；②牵开指伸肌肌腱、腹侧皮肤，显露骨折断端，牵引复位；③钢板置于指骨背侧方或侧方，螺钉固定。

★专家点评：骨折对位对线复位良好，基底部骨折选用的螺钉数目、方向合理，固定可靠，内固定钢板位置理想，关节面恢复良好。

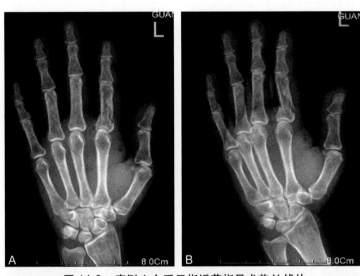

图 14-8 病例 1 左手示指近节指骨术前 X 线片
A. 正位片；B. 斜位片

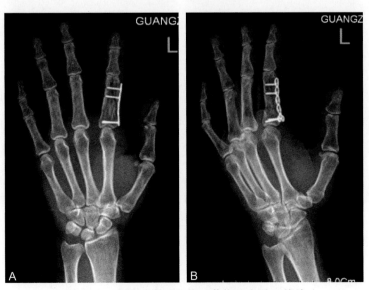

图 14-9 病例 1 左手示指近节指骨术后 X 线片
A. 正位片；B. 斜位片

[病例2] 张某，女，51 岁。因右手环指中节指骨骨折畸形愈合入院，行右手环指中节指骨截骨矫形内固定术（图 14-10、图 14-11）。

骨折分型：指骨基底部粉碎性骨折畸形愈合。

手术方式：截骨复位内固定术。具体步骤：①切开皮肤，切口选择在指背侧方；②牵开指伸肌肌腱、腹侧皮肤，显露骨折断端，电钻将畸形愈合处钻孔断开，清除骨折断端瘢痕组织及骨赘，牵引复位，恢复指骨对位对线；③钢板置于指骨背侧方或侧方，螺钉固定。

★专家点评：指骨陈旧性骨折需截骨恢复关节面，手术达到术前计划，内固定选择合理。

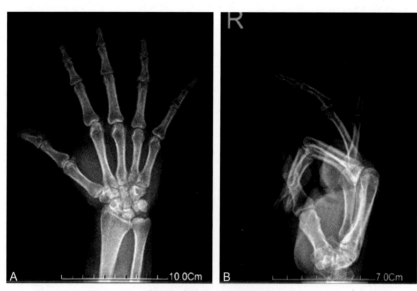

图 14-10　病例 2 右手环指中节指骨术前 X 线片
A. 正位片；B. 侧位片

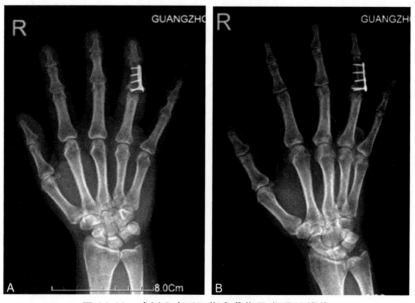

图 14-11　病例 2 右手环指中节指骨术后 X 线片
A. 正位片；B. 斜位片

（谢会斌　吴　优　张轩轩）

参 考 文 献

白印伟，张振伟，余少校，等 . 2016. 动态牵引外固定联合内固定治疗拇指近节 .

陈山林，田光磊，田文，等 . 2004. 微型外固定系统在手部骨折中的应用 [J]. 中华骨科杂志，24(8): 469-473.

胡洪涌，韩同坤，阳闽军，等 . 2011. 克氏针与微型钢板置入内固定治疗掌指骨骨折的比较 [J]. 中国组织工程研究与临床康复，15(26): 4880-4884.

黄俊伍，罗轶 . 2012. 指骨背侧与侧方放置微型钢板治疗近节指骨骨折的临床对比研究 [J]. 中华手外科杂志，28(3): 157-159.

刘坤，朱伟，张友乐，等 . 2009. 手指中节指骨骨折切开复位内固定治疗方式的改良 [J]. 中华手外科杂志，25(1): 1-3.

欧阳振，刘丰虎，杨斌辉，等 . 2012. 手部掌指骨骨折闭合复位内固定的治疗 [J]. 实用手外科杂志，26(4): 380-381.

宋永焕，林大木，丁健，等 . 2014.3D 微型钢板内固定治疗掌指骨骨折的近期疗效观察 [J]. 中华手外科杂志，30(2): 113-114.

唐烽明，赵栋，谢鹏，等 . 2010. 微型万向外固定器与微型钢板治疗掌指骨关节内骨折脱位的疗效比较 [J]. 中华骨科杂志，30(7): 662-665.DOI: 10.3760/cma.j.issn.0253-2352.2010.07.007.

王澍寰，1999. 手外科学 [M].2 版 . 北京：人民卫生出版社，261-262.

Carpenter S, Rohde R S. 2013.Treatment of phalangeal fractures[J].Hand Clin, 29(4): 519-534.DOI: 10.10160/j.hcl.2013.08.006.

Freeland A E, Orbay J L. 2006.Extraarticular hand fractures in adults: a review of new developments[J].Clin Onhop Relat Res, 445: 133-145.

Giddins G E. 2015.The non-operative management of hand fractures[J].J Hand Surg Eur Vol, 40(1): 33-41.DOI: 10.1177/1753193414548170.

Kodama N, Takemura Y, Ueba H, et al. 2014.Operative treatment of metacarpal and phalangeal fractures in athletes: early return to play[J].J Orthop Sci, 19(5): 729-736.

Shewring D J, Miller A C, Ghandour A. 2015. Condylar fractures of the proximal and middle phalanges[J].J Hand Surg Eur Vol, 40(1): 51-58.DOI: 10.1177/1753193413508514.

Shimizu T, Omokawa S, Akahane M, et al. 2012.Predictors of the post-operative range of finger motion for comminuted periarticular metacarpal and phalangeal fractures treated with a titanium plate[J].Injury, 43(6): 940-945.